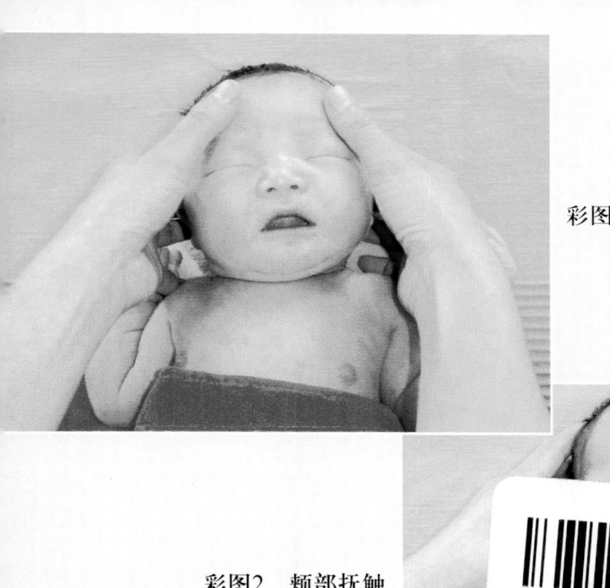
彩图1　额部抚触

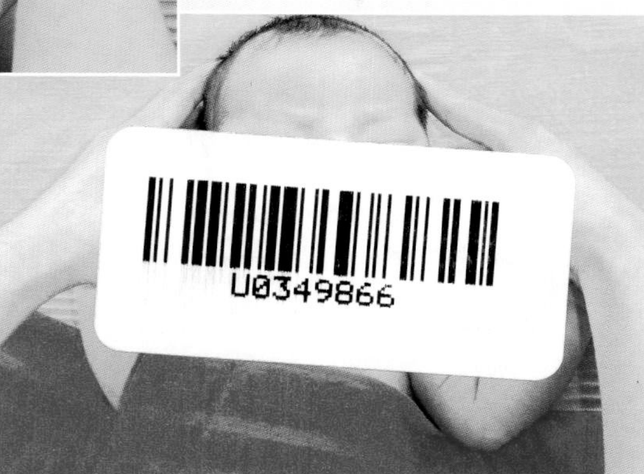

彩图2　颊部抚触

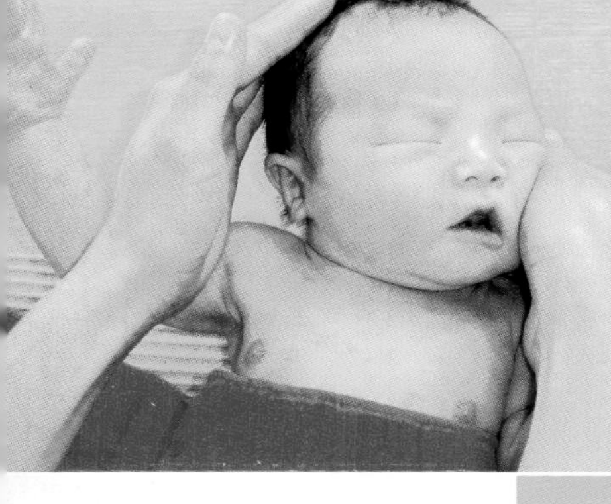
彩图3　发际抚触

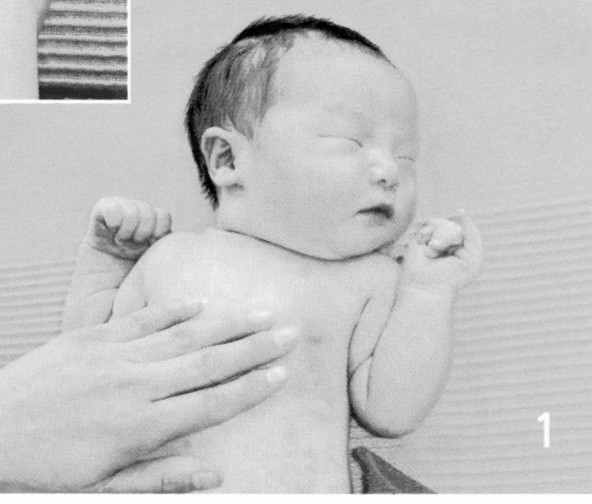
彩图4　向两侧滑动抚触

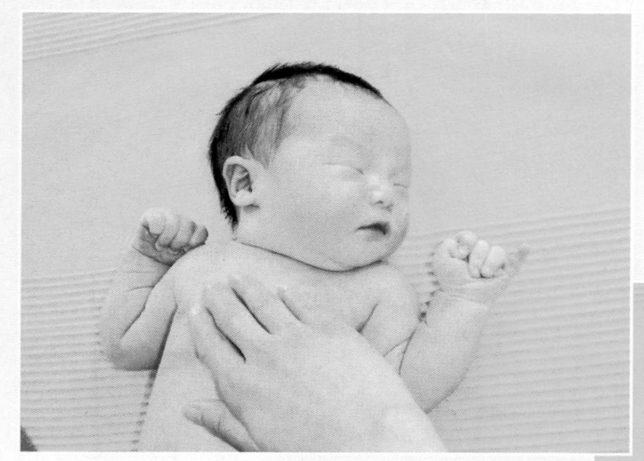

彩图5　向上滑动抚触

彩图6　腹部抚触

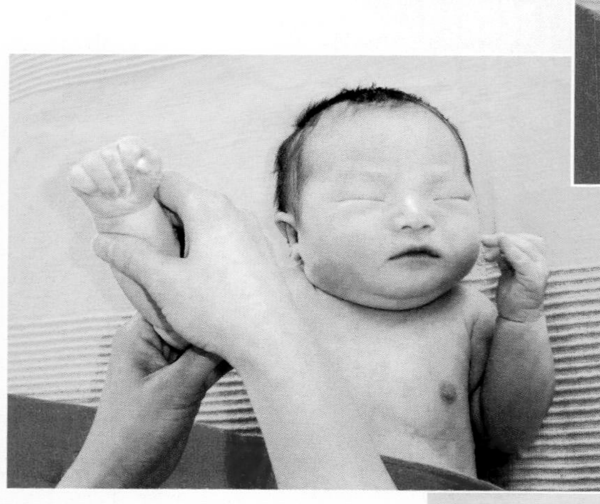

彩图7　手臂抚触

彩图8　手掌抚触

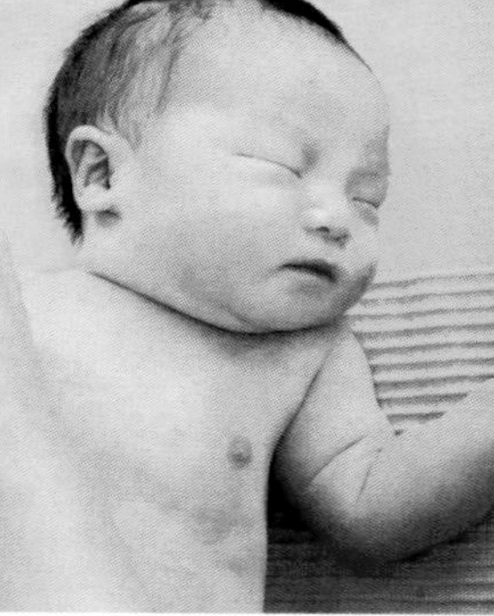

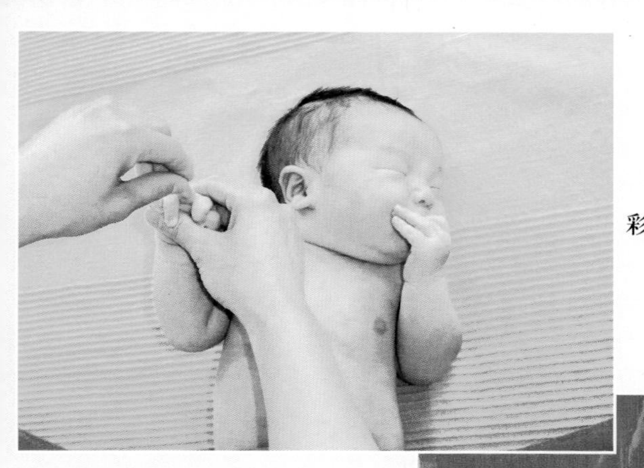

彩图9　手指抚触

彩图10　腿部抚触

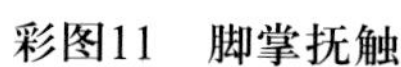

彩图11　脚掌抚触

彩图12　脚趾抚触

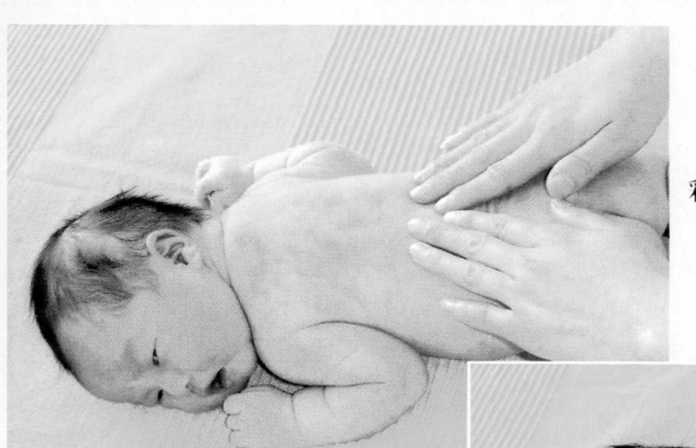

彩图13　脊柱抚触

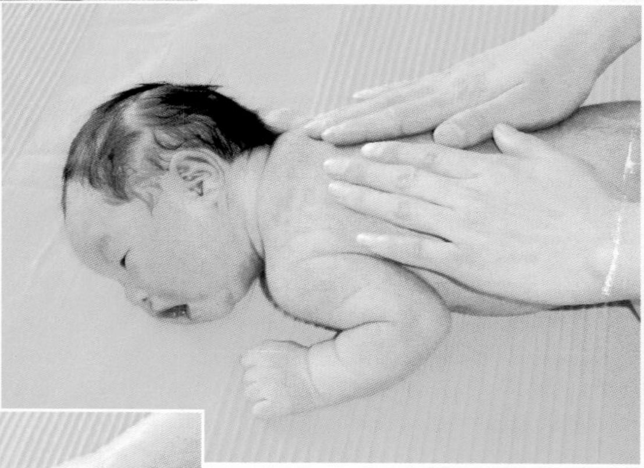

彩图14　轻拍背部肌肉

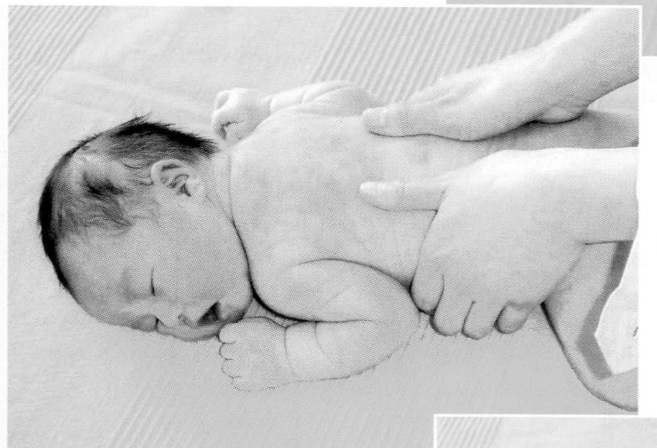

彩图15　抚触脊柱两侧

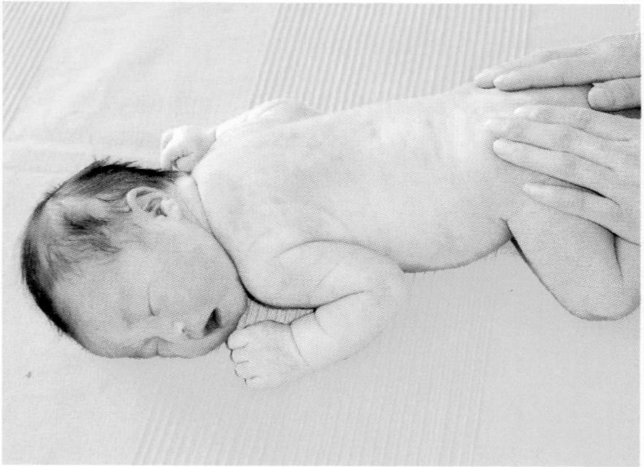

彩图16　臀部抚触

怎样坐好月子

王艳琴　张健兰　编著

本书被评为2006年
度全国优秀畅销书

金盾出版社

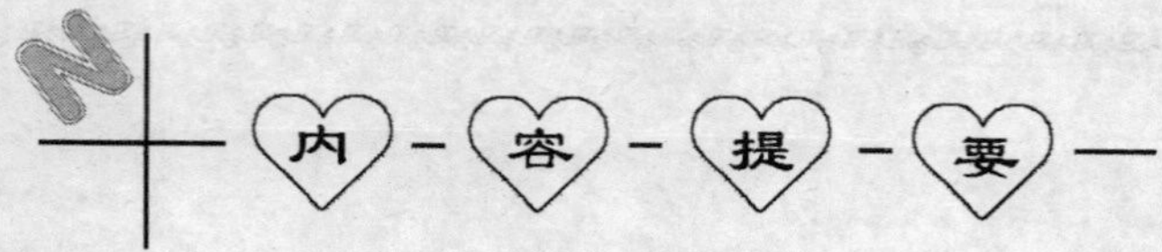

本书由清华大学第二附属医院妇产科专家编著。全书共分九章，从坐月子前的准备到分娩方式的选择，从产后基本护理到饮食营养，从新生儿的喂养、穿衣、洗澡、抚触到预防接种和常见病症的处理等所有细节都做了具体阐述。孕产妇怎样才能坐好月子，定会从书中找到答案，同时本书也是月嫂培训的良好教材。

图书在版编目(CIP)数据

怎样坐好月子/王艳琴，张健兰编著．—北京：金盾出版社，2005.8

ISBN 978-7-5082-3650-6

Ⅰ.怎…　Ⅱ.①王…②张…　Ⅲ.①产褥期－妇幼保健②婴幼儿－妇幼保健　Ⅳ.①R714.6②R174

中国版本图书馆 CIP 数据核字(2005)第 047423 号

金盾出版社出版、总发行

北京太平路 5 号(地铁万寿路站往南)

邮政编码：100036　电话：68214039　83219215

传真：68276683　网址：www.jdcbs.cn

彩色印刷：北京精美彩印有限公司

黑白印刷：北京军迪印刷有限责任公司

装订：兴浩装订厂

各地新华书店经销

开本：850×1168 1/32　印张：8.75　彩页：4　字数：178 千字

2012 年 3 月第 1 版第 6 次印刷

印数：36 001～41 000 册　定价：15.00 元

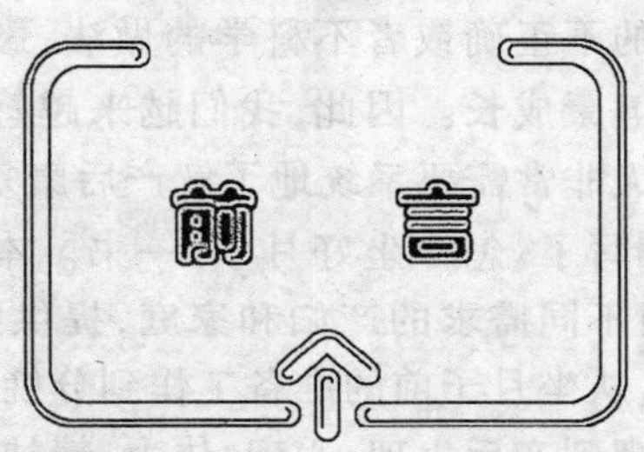

前言

中国人习惯把产后第一个月称为“月子”，任何家庭都相当重视这一个月，尤其是产妇在这一时期的康复更是备受关注。坐好月子，是每一位产妇及其家人的期盼。过去坐月子有许多“讲究”，这些“老理”虽然有它的道理，也有不科学的地方。在社会发展日新月异的今天，我们没有必要拘泥于传统不放，要跟上时代发展的步伐。

坐月子要讲科学，必须摒弃传统的不良习惯，保障产后的全面康复和婴儿的健康发育。为使母亲顺利度过产后康复阶段，让宝宝安全度过新生儿期，伺候月子的老人、月嫂、保姆以及丈夫都要接受新知识、新观念、新方法，避免坐月子中的新旧观念冲突，尽可能多地了解产后生理、心理康复常识和科学育儿基本知识，体现现代家庭的理性和智慧。

作为准妈妈及其家人，在预产期临近，孩子即将降生之际，关于坐月子的诸多问题便非常现实地摆在每个家庭面前，哪一天生产？自己生还是剖宫产？请谁来伺候月子？大人怎样才能康复得快？孩子怎样才能带好？出现问题怎么办？诸多问题都需要考虑。

作为从事妇产科的临床医生，经常要为产妇及其家人就如何坐好月子进行科学指导。我们也经常亲眼目睹有些产妇坐月子中的不正确或者不科学的做法，影响了自身的康复和孩子的健康成长。因此，我们越来越感到广大产妇和伺候月子的人非常需要系统地了解产后康复知识。基于这一点，我们编写了《怎样坐好月子》一书。本书围绕怎样坐好月子，面对不同需求的产妇和家庭，提供贴近生活，通俗易懂的常识，从坐月子前的准备工作到分娩方式的选择，从产后基本护理到产后生理、心理、体力、精神的全面康复，从饮食营养到居室环境，从新生儿喂养、穿衣、睡眠、洗澡、换尿布等日常护理到抚触、预防接种、常见病症防治等，都做了具体详细的阐述。

这是一本适用于产妇本人及产妇身边人员阅读的书，也是月嫂培训的教材。即将坐月子或正在坐月子的人们，定会从书中找到各种问题的答案，可以说这本书是坐月子家庭的掌中宝。

本书是作者根据多年的临床经验编写而成，如能在产妇平安分娩、产后顺利康复及新生儿护理上给读者提供一些帮助，我们将不胜欣慰。由于水平有限，难免有错误和不妥之处，恳请广大同仁和读者斧正。

王艳琴

2005.4

通讯地址：清华大学第二附属医院妇产科
邮政编码：100049
咨询电话：010-88255277

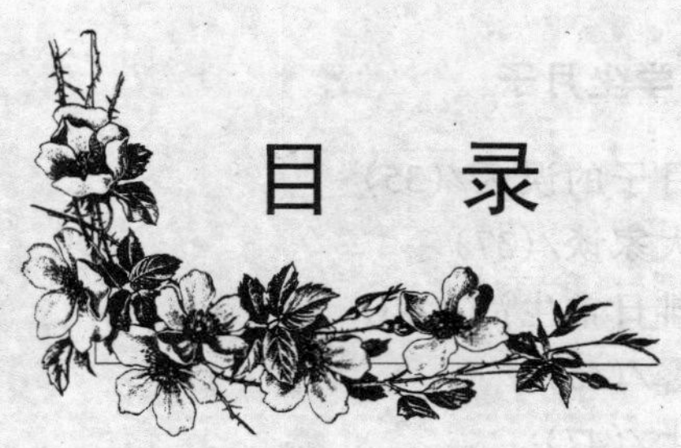

目录

第一章　坐月子前的准备

一、正确推算预产期/(1)
二、分娩前心理和身体的准备/(2)
三、分娩后用品的准备/(3)
四、把握住院时机/(3)
五、脐血储存计划/(4)
六、分娩方式的选择/(4)
七、安心坐月子/(13)

第二章　产褥期护理

一、产褥期母体各系统的变化/(16)
二、产褥期母体常见的生理反应/(24)
三、正常分娩产褥期产妇的基本护理/(27)
四、剖宫产术后产妇的基本护理/(33)

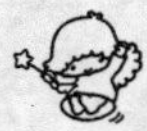

第三章 科学坐月子

一、走出坐月子的误区/(35)
二、坐月子大家谈/(37)
三、合理安排日常生活/(40)
四、环境温馨/(45)
五、讲究卫生/(47)
六、穿着得体/(49)
七、重视产后运动和锻炼/(51)
八、精神和心理的调整/(64)
九、给孩子取名字/(66)

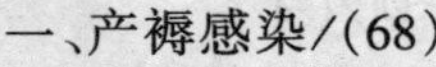

第四章 月子里常见病症的处理

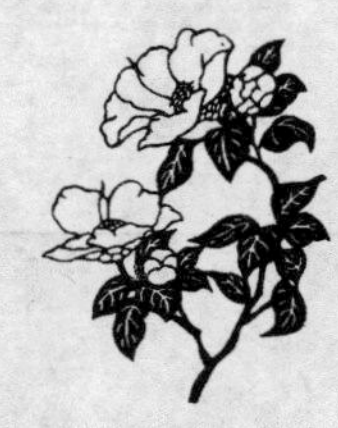

一、产褥感染/(68)
二、产后子宫复旧不全/(70)
三、产后腹痛/(71)
四、子宫脱垂/(72)
五、晚期产后出血/(74)
六、产道血肿/(74)
七、会阴伤口疼痛/(75)
八、产后贫血/(76)
九、产后尿潴留/(77)
十、产后尿失禁/(78)
十一、产后泌尿系感染/(79)

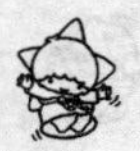

十二、生殖道瘘/(80)
十三、痔疮/(81)
十四、产后便秘/(82)
十五、产后肛裂/(83)
十六、产后盆腔静脉曲张/(84)
十七、产后中暑/(85)
十八、产后抑郁症/(87)
十九、产后手足麻木疼痛/(88)
二十、产后手腕痛/(90)
二十一、产后耻骨联合分离/(90)
二十二、产后头痛头重/(91)
二十三、产后颜面水肿与眼睛充血/(91)
二十四、产后蝴蝶斑/(92)
二十五、产后脱发/(92)

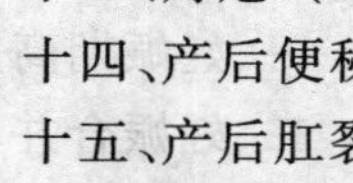

第五章　月子期饮食营养

一、月子期饮食调养的重要性/(95)
二、月子期的饮食营养特点/(96)
三、月子期的饮食原则/(100)
四、月子期的饮食注意事项/(103)
五、月子期营养食谱/(108)
六、月子期常见病症的药膳调理/(127)

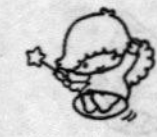

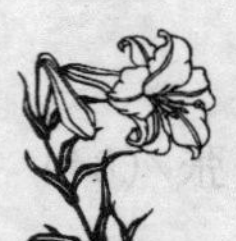

第六章　特殊人群怎样坐月子

一、妊娠期高血压病/(175)
二、妊娠合并心脏病/(176)
三、妊娠合并糖尿病/(178)
四、妊娠合并肾脏疾病/(179)
五、妊娠合并乙型肝炎/(181)
六、妊娠合并甲状腺疾病/(183)

第七章　新生儿护理与保健

一、新生儿世界/(185)
二、新生儿护理/(191)
三、观察宝宝的大便/(207)
四、宝宝哭闹要寻找原因/(209)
五、新生儿常见病症的防治/(211)
六、新生儿喂药注意事项/(218)
七、早产儿及其他高危儿的护理/(219)
八、新生儿抚触/(229)
九、新生儿疾病筛查及预防接种/(233)

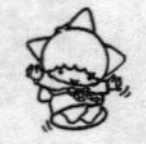

第八章 新生儿喂养

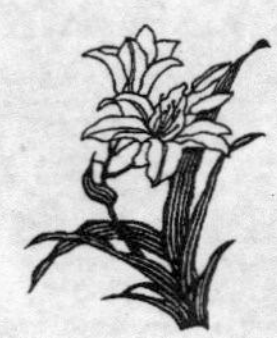

一、母乳喂养好处多/(235)
二、保证母乳喂养成功的条件/(236)
三、母乳喂养注意事项/(238)
四、母乳喂养中常见的问题及处理/(243)
五、新生儿喂养的几种方法/(251)
六、宝宝吃饱的表现/(254)
七、不宜哺乳的产妇/(255)

第九章 做智慧型母亲

一、妻子应体谅丈夫的辛苦/(258)
二、坐月子考验家庭关系/(260)
三、感受亲情,愉快体验坐月子/(263)
四、别迷失自己,别忽视身边的人(264)

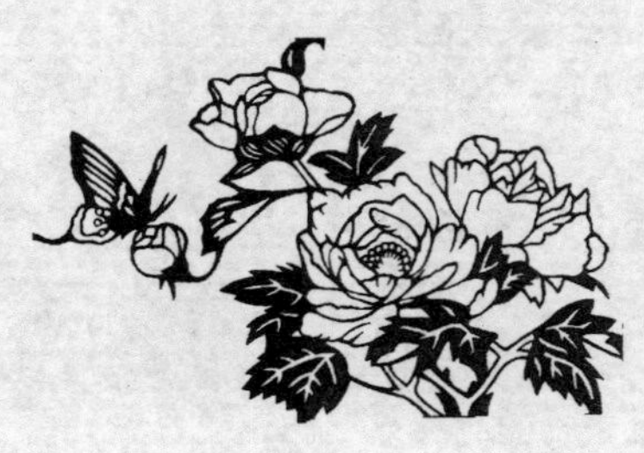

第一章　坐月子前的准备

一、正确推算预产期

预产期即预计产妇分娩、新生儿诞生的日期。一旦确诊妊娠，就要计算预产期。对于平时月经规律，周期为 28 天的女性，从末次月经第一天算起，后推 280 天(40 周)，即为预产期，这是最常用最一般的推算方法。

具体计算方法是:末次月经的月份数减 3(大于 3 的月份)，年份加 1;或者月份加 9(小于、等于 3 的月份)，年份不变，日数加 7(公历)或者加 14(农历)。

例如，末次月经是 2004 年 8 月 1 日(公历)，预产期是 2005 年 5 月 8 日(公历)，即 2004 + 1 = 2005(年)，8 - 3 = 5(月)，1 + 7 = 8(日)。如末次月经是 2004 年 8 月 1 日(农历)，预产期是 2005 年 5 月 15 日(农历)，即 2004 + 1 = 2005(年)，8 - 3 = 5(月)，1 + 14 = 15(日)。日数部分的计算要注意有大月小月之分。如末次月经是 2004 年 2 月 28 日(公历)，预产期是 2004 年 12 月 5 日(公历)。

要特别强调指出，末次月经日期是指最后一次月经的第一天，而不是最后一天。

平时月经不规律，或者记不清末次月经准确日期的，需按尿妊娠试验阳性、早孕反应、自觉胎动时间，结合临床检

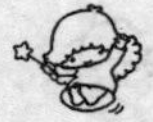

查、B超监测来推算预产期。在这种情况下，一定要为医生提供尽可能多的妊娠过程的有关信息，以便医生准确地核对预产期。

预产期只是推算可能的分娩日期，是一个大略的范围。通常并不能确定受精和着床的准确日期，妊娠日数也参差不一，因此不能预计分娩的准确日期。妊娠37～42周分娩均为正常期限。到了预产期仍未分娩，一定要遵医嘱按时复诊。

二、分娩前心理和身体的准备

妊娠到37周，即妊娠足月后，临产可随时发生，在此之前要做好分娩的各方面准备。

1. 分娩前的心理准备 不论妊娠经历如何，都要克服紧张焦虑情绪，对母婴安全充满乐观和自信，如果没有剖宫产指征，一定要对自然分娩有信心，深信分娩是一个正常的生理过程。围生医学的发展使得分娩过程越来越回归自然，富有人性化，应运而生的丈夫陪伴分娩、导乐分娩，真正做到了以产妇为中心，而心理诱导、分娩镇痛则会减轻宫缩痛。产妇在自然放松环境中，积极配合医护人员，就能以愉悦的心情迎接新生命的到来。

2. 分娩前的身体准备 由于分娩时，产妇体力消耗很大，所以近预产期要避免劳累，注意休息，饮食规律，保证体力充沛，等待分娩。注意清洁卫生，禁止性生活，防止胎膜早破和感染。最好不要单独出行，夜晚睡觉一定要有人陪住，这样不仅可避免紧张，而且便于夜间临产或胎膜破裂能够随时到医院就诊。

三、分娩后用品的准备

要根据分娩时的季节准备产后用品。

产妇方面，要准备好洗漱用品、卫生纸，产后最初几天阴道出血量通常大于月经量，以后出血量逐渐减少，需要准备加长夜用卫生巾及日用卫生巾。准备好棉质换洗内衣，透气性好的腹带，平跟软底鞋。提前向医院咨询住院费用，备好住院押金，并把产前检查的病历资料整理齐全。

婴儿方面，通常医院都备有统一的婴儿用品，住院期间不需要另带婴儿用品。如需要自己准备，则至少要备好贴身内衣、包被或睡袋、帽子、洗澡用品等。

把住院必需品（通常包括洗漱用品、卫生纸、卫生巾、内衣、产前检查资料等）装包存放好，需要住院，可立即随身携带，既节省时间，又避免匆忙中丢三落四。

四、把握住院时机

妊娠到 37 周，出现规律性腹痛、阴道流水等情况，要做好住院准备，带好住院必需品，及时就诊。一般初产妇出现不规律宫缩到正式临产常需要数小时以上的时间，从见红到分娩发动常需要 24 ~ 48 小时，从有规律宫缩开始到宫口开全需要 11 ~ 12 小时。因此，出现不规律宫缩和见红，不要紧张，完全有时间做一些必要的准备。产前检查有剖宫产指征，需要剖宫产时，通常在预产期前住院。

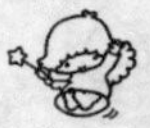

五、脐血储存计划

脐血中干细胞含量相当高，这些干细胞可以产生携氧的红细胞、参与免疫的白细胞以及帮助凝血的血小板，脐血中干细胞浓度高于骨髓，且没有产生抗体，如果捐献，更容易相配，与传统的骨髓移植物相比，采集过程无创。因此，利用脐血代替骨髓有许多好处。

现在一些家庭倾向于储存脐血，以备将来自己使用，或者捐献他人，总之，是一件有益的事情。

储存脐血需要支付一定的费用，脐血由医务人员采集，采集过程是非侵入性的，供者没有任何痛苦，通常在断脐之后，胎盘娩出之前进行。

如果对储存脐血感兴趣，要在预产期前了解相关事宜，提前签好合同，住院后及时告诉主管医生，以便脐血采集顺利进行。

六、分娩方式的选择

1. 提倡自然分娩　分娩是人类繁衍后代的一个正常生理过程，是人类的一种本能行为。产妇和婴儿都具有潜力主动参与并完成分娩。从受精卵开始，胎儿在母体内经历 280 天的生长发育逐渐成熟，而孕妇的身体结构也逐渐地发生变化，变得更有利于分娩。临产后，随着子宫的不断收缩，胎儿沿着骨盆轴经阴道娩出，这是一个正常的自然生理过程。绝大多数产妇都能经阴道顺利娩出胎儿。自然分

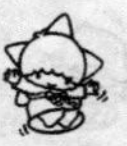

娩的益处有：

(1)促进胎儿肺成熟：在自然分娩过程中，子宫有规律的收缩能使胎儿肺脏得到锻炼，肺泡扩张促进胎儿肺成熟。胎儿经过产道时，胸廓受到挤压而发生相应的收缩与扩张，促使胎儿肺泡表面活性物质的产生，使胎儿娩出后肺泡更富有弹性，易于扩张。故出生后很少发生肺透明膜病。

(2)避免湿肺和吸入性肺炎的发生：有规律的子宫收缩及经过产道时的挤压作用，致使胎儿肺液的 1/3 能在出生时经口鼻排出，这样就大大减少了新生儿湿肺及吸入性肺炎的发生。

(3)有利于正常呼吸的建立：经阴道分娩时，胎头受子宫收缩和产道挤压，头部充血可提高脑部呼吸中枢的兴奋性，刺激胎儿呼吸中枢，有利于胎儿娩出后正常呼吸的建立。可以说，分娩过程是对胎儿的一次神经系统和心肺功能的良好训练。

(4)促进母乳分泌：分娩时腹部的阵痛使孕妇大脑中产生内啡肽，这是一种比吗啡作用更强的化学物质，可给产妇带来强烈的欣快感。另外，产妇的垂体还会分泌一种叫缩宫素的激素，这种激素不但能促进产程的进展，还能促进母亲产后乳汁的分泌，甚至在促进母儿感情中也起到一定的作用。

(5)有利产后康复：自然分娩后产妇通常仅有会阴伤口或无伤口，进食时间不受限制，泌乳早，活动方便，身体恢复快。另外，从经济的角度讲，费用低。因此，自然分娩对产妇、胎儿、家庭、社会来讲都是最理想的分娩方式。

在盛行剖宫产的今天，人们又将目光转向自然分娩，这

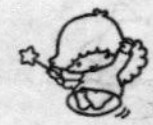

正是因为自然分娩具有许多好处。所以,孕妇在妊娠后应有充分的思想准备及心理准备,如果没有异常的情况,没有医生的建议,为了母婴的安康,应尽量争取阴道分娩。

有一句话值得记住:选择自然分娩,就选择了给自己的孩子健康加分。

2. 慎重选择剖宫产 所谓剖宫产是指经腹切开子宫将胎儿取出,是阴道分娩困难的补救措施,是为了拯救母亲和胎儿必须采取的方法。通常有两种情况需要施行剖宫产,一是提前预知阴道分娩对胎儿和产妇有危险因素;二是分娩过程中出现某种异常,不适宜继续等待阴道分娩。总之,剖宫产手术指征包括母婴两个方面,既是为了母亲又为了胎儿。

近来,一些产妇害怕分娩时疼痛,更担心产程中出现异常再剖宫产受“二茬罪”;或者是要保持苗条身材,考虑到将来性生活的和谐问题,认为一刀下去干脆,爽快;或者认为剖宫产不仅孩子不需经过产道,免受阴道的挤压,孩子会聪明,而且大人也免受“二茬罪”。使得不存在任何异常情况,坚决要求剖宫产的人多起来,越来越多的产妇轻易地选择剖宫产。其实,这种认识是完全错误的。

(1)剖宫产的不利因素

①有发生并发症的可能。剖宫产属于一种外科干预性分娩的中等手术,是一种不得已而为之的助产措施。虽然手术和麻醉技术日臻成熟,输血技术日臻完善,抗生素日臻发达,但是麻醉及手术风险依然存在。麻醉意外、出血、血栓栓塞、感染等并发症远远高于阴道分娩,不容忽视。

②增加再次妊娠的危险性。正常阴道分娩对母婴短期

和长期都更为安全，而剖宫产术后如果避孕失败，人工流产危险性增加；如果再次妊娠，则再次剖宫产机会也增加。也就是说子宫瘢痕的存在，使再次妊娠危险性增加。剖宫产的新生儿未受子宫收缩挤压，新生儿建立首次自主呼吸时容易吸入羊水、胎粪，发生特发性呼吸窘迫综合征。剖宫产的新生儿呼吸系统并发症，如肺透明膜病、窒息、湿肺等比阴道分娩者多 2～4 倍。

③新生儿易发生感觉统合失调症。胎儿在母体产道的正常分娩过程，是第一次大脑和身体相互协调的抚触机会，而剖宫产则剥夺了孩子最先感觉综合锻炼的机会，胎儿被动地在短时间迅速娩出，未曾经受过阴道分娩所面临的必要的刺激与考验，使得剖宫产儿易患感觉统合失调症。

④费用高。从经济角度比较，剖宫产创伤大，住院时间长，术后康复慢，费用远较阴道分娩高，无论近期还是远期都比正常的阴道分娩消耗更多的卫生保健资源。

⑤不会使孩子更聪明。目前亦无任何资料证实剖宫产出生的孩子比阴道分娩的孩子聪明。没有医学根据，而采用剖宫产代替自然生产过程，是令人担忧的。因此，不得不提醒人们，不要盲目推崇剖宫产，一定要慎重选择剖宫产。

(2)剖宫产术的适应证：近 20 年来剖宫产率急剧上升。在剖宫产术开始面世的很长一段时期内，其手术死亡率是非常高的。自 20 世纪初以后，改用子宫下段横切口的剖宫产术式，再加上麻醉、输血及抗生素的联合应用，手术死亡率才明显降低。如今，剖宫产已经是一项相当成熟的手术，手术死亡率为 4～8/万。这种手术在一些紧急情况下，如胎盘早剥、前置胎盘、胎儿宫内窘迫、难产等，对抢救母儿生

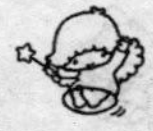

命起着重要的作用。具体地说，存在以下情况时，需要行剖宫产：

①骨盆异常，如漏斗骨盆。

②胎儿异常，如巨大胎儿、胎儿宫内窘迫。

③胎盘异常，如前置胎盘、胎盘早剥。

④产力异常，如宫缩乏力导致产程延长。

⑤严重的妊娠并发症或合并症，如重度妊娠高血压综合征、妊娠合并心脏病。

⑥其他，如高龄初产妇、珍贵儿等。

(3)剖宫产率上升的原因：20 世纪 70 年代以前，我国剖宫产只占 3%～5%，而现在已上升到 30%以上，甚至达到 50%左右。剖宫产率上升的原因是多方面的，其中以社会因素居首，一些人认为剖宫产比阴道分娩安全、痛苦少，剖宫产出生的孩子聪明，因而纷纷要求剖宫产。而有的医生担心在阴道分娩过程中万一发生问题受到家属责难，因此人为地放宽了剖宫产的指征。临床实践证明，合理选择剖宫产术能降低围生儿死亡率，但过多使用剖宫产术并不能进一步降低围生儿死亡率，反而会给孕妇及新生儿带来一定的不良后果。

3. 医患配合，选择适宜的分娩方式 无论做了怎样充足的心理准备，临产都是一个令产妇恐惧的时刻。也许自从知道怀孕时起，便注意了解有关分娩的一些知识，对临产后子宫收缩引起的疼痛有了一些认识。当今分娩方式已不再是单一的选择，孕妇可以听取医护人员的建议后，选择最适合自己的分娩方式。无痛分娩或减痛分娩可使产妇不再担心宫缩疼痛，精神更加放松。

(1)心理疗法减轻疼痛:利用产前教育、心理劝导、呼吸调节等减轻疼痛。产妇临产后要特别听取医护人员的建议,学会运用宫缩时及宫缩间歇期的呼吸要领。

临产后第一产程,也就是宫口开全以前,采用胸式呼吸,深而慢;宫缩开始及结束时用鼻子吸气,用嘴呼气;宫缩间歇期充分放松,平静呼吸。

第二产程,也就是宫口开全后,宫缩开始时深吸气后屏气,然后再慢慢呼气。

(2)无痛分娩:目前常用的无痛分娩方式包括吸入笑气(氧化亚氮)和硬膜外麻醉。当前世界范围内使用最广泛的分娩镇痛方法是硬膜外麻醉。随着新技术的不断改进和新药的应用,目前硬膜外镇痛对产妇的运动影响很小,称为"可行走的硬膜外镇痛",即镇痛同时产妇可以行走活动。分娩镇痛的开展,不仅减轻了产妇的痛苦,而且有助于降低剖宫产率。随着分娩镇痛的应用,使有镇痛需求的产妇在无痛苦中迎接新生命的诞生成为现实。

(3)分娩球减轻疼痛:分娩球是一个直径1米的彩色橡胶球,固定在有扶手的座椅上,在规律宫缩的间歇期骑坐上去,可以放松盆腔肌肉,感到柔软舒适,减轻疼痛。

(4)水中分娩:水中分娩的方法是在医生和助产士的帮助下,产妇躺在特制的浴缸中,使用经过特殊处理的水,水温保持在36℃~37℃,而环境温度为26℃。婴儿出生后,在水中的时间不能超过一分钟。对于新生儿来说,水中的状态与胎儿在羊水内的感觉很类似,可以形成感觉上的过渡。水的浮力会让产妇放松,可以把更多的能量用于子宫收缩,使产妇感到镇静,体内应激激素的分泌就会减少。另外，产妇在水中活动也比在产床上自如，便于休息，便于翻身，采取一些不同的姿势帮助骨盆松弛，盆底肌肉放松，促进宫颈扩张，让胎儿更容易通过产道，可以加速产程。确切地说，水中分娩通常是为了减轻产妇第一产程长达十几个小时的阵痛，一旦到分娩前的那一刻，多数产妇仍然是把宝宝生在“岸”上，而不是水里。

(5)分娩姿势：多数产妇分娩都选择仰卧位。其实仰卧位分娩的历史远不如立式分娩悠久，立式分娩更能保证胎儿头位置与母体骨盆相适应，受地球引力作用可减少疼痛，使产程加快。有条件的医院，产妇可以随意选择自己认为舒适的分娩姿势，如蹲位、跪位、坐位、站位、半卧位等，而且在待产过程中也是可以变换体位或走动的，反正怎么舒服怎么来，但是一定要在医生指导下进行。

(6)分娩提倡一加一减

加：更加人性化。目前国际上围生技术的潮流是回归自然的“人性化分娩”，比如分娩过程中增强产妇的主动性，以及分娩过程中家庭式服务，让分娩的操作更科学，产程更顺畅，产妇更轻松，母子更健康。

减：减少医疗干预。分娩是瓜熟蒂落的自然结果，包括疼痛在内的生理反应，只要在正常的范围，就是合理的；滥用手术或药物镇痛，无疑有违这一自然法则。世界卫生组织倡导的爱母行动，口号就是“减少干预，回归自然”，明确规定“除有医学指征之外，对产妇不使用药物镇痛和手术”。

(7)分娩 ABC

A：主动分娩。不要觉得生产完全是医生和护士的事，事实上产妇的主动配合非常重要。子宫收缩的显著特点是有节律性,也就是说,每次收缩后都有间歇,每次疼痛后都有缓解期,掌握这一特点进行深呼吸可使自己放松,减轻疼痛。除此以外,产妇还可以在产前掌握一些伸展、扩胸等运动知识,使全身一同参与分娩,而不是紧张对抗。深呼吸的秘诀是每逢子宫收缩就做深呼吸运动,直至一阵宫缩过后再恢复正常呼吸。深呼吸的作用是可以增加氧气的吸入,并转移注意力,保持镇静,减轻疼痛,使子宫收缩既有力又协调。

B:陪伴分娩。导乐分娩已不陌生,这是当今国内外推荐的一种新的重要分娩模式。是由一位有分娩经验、有人际交流及支持技巧的助产士陪伴在产妇身边,从心理上给予支持和安慰,而且在产妇疼痛难忍时,给予适当的按摩,减轻因阵痛引起的不适。

C:分娩家庭化。提倡分娩人性化的另一个重要标志是分娩家庭化。分娩是家庭生活中的一部分,所以应该由家庭一起参与来处理这个问题。现在许多医院将产房和产科病房的布置充满了家庭氛围,有沙发、床、电视,使人感到很温馨。产妇生产过程中,丈夫一直陪伴在身边,这种家庭式的分娩已受到越来越多的人欢迎。有些医院还提倡由丈夫来亲手剪断脐带,让丈夫参与到妻子的分娩过程中来,不仅能让产妇感觉到家庭的温暖,更能增进夫妻感情。

(8)适合自己的分娩方式就是最好方式:在对分娩常识有了一些了解后,就要考虑怎样配合医生选择分娩方式。我们知道,影响分娩的四个因素是产力、产道、胎儿及精神心理因素,胎儿顺利经阴道娩出,有赖于各因素的正常与相互适应。现在有些产妇从不同渠道得知有关分娩时的负面

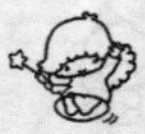

说法,总担心分娩过程会发生这样或那样不如意的问题,如忍受不了疼痛、出血、难产、胎儿性别不理想、胎儿畸形等等,致使临产后处于情绪紧张、焦虑不安和恐惧之中。这种情绪的改变会影响机体内部的平衡、适应力和健康,进而导致产程异常,并可影响胎儿,引起胎儿宫内窘迫。

在分娩前和分娩过程中,任何人都要设身处地为产妇和孩子着想,要提供积极而有力的支持和人性化的围产服务,从心理上给予安抚和开导,使产妇始终处于放松状态中。以使更多的产妇自然分娩,降低剖宫产率。

分娩是一个动态的过程,在孩子未出生前,结局是不确定的。在选择分娩方式时,医患双方的意愿是一致的,力求符合自然的生理过程,原则是将母婴所冒的风险降到最低,最大限度地保证母婴安全。

当存在不同意见时,医患双方有必要进行充分的交流和沟通,尤其是产妇本人对于"生"还是"剖"犹豫不决,拿不定主意时,要针对自身的具体情况,多听听医生的建议。没有剖宫产指征时,就要坚定信心,相信能依靠自己的力量完成自然分娩。当出现危及母婴健康的情况需要剖宫产时,要当机立断,坦然接受。在这一点上,产妇一定要有主见,因为没有人能代替分娩。事实上,两种分娩方式,适合自己的就是最好的。

生孩子选择什么方式分娩,应由医生根据医学指征来决定,不能盲目推崇剖宫产。应尽可能经阴道分娩,只有在阴道分娩不可能或遇到紧急情况时,才考虑剖宫产。

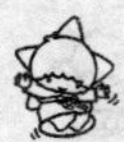

七、安心坐月子

1. 坐月子的时限 通俗的说法坐月子是指孩子出生到产后一个月的时间，即 30 天。满一个月时称为满月，很多地方尚有过满月的习俗，在孩子出生满一个月的那天，亲朋好友聚在一起，庆祝孩子出生，为孩子祝愿。医学上的产褥期是指从胎儿、胎盘娩出到产妇全身各器官(除乳腺外)恢复到孕前正常状态所需要的一段时间，一般规定为 6 周。可见传统的或通俗的坐月子和医学上的产褥期时限是不一致的。从科学的角度讲，坐月子的时限以 6 周为宜。

2. 坐月子的思想准备

(1)提前把自己的预产期告诉工作单位，如需要假条，出院时提醒主管医生开假条，及时交给工作单位，以便单位安排工作。

(2)产假期间通常要中断工作，不妨提前准备一些产后康复以及育儿方面的科普书籍，以备翻阅。

(3)对于从准妈妈到妈妈的角色转换要有充分的思想准备，一些准妈妈接近预产期时，常常感到很累，希望孩子快点出生，觉得孩子一出生，就卸掉“包袱”了。实际不然，孩子出生后的事情远较出生前多，不管有多少人帮忙，总会有一些事情需要产妇自己做，如哺乳、早期教育、产后康复锻炼等等。所以只有做好充分的思想准备，才能坦然接受有了孩子后的身心巨大付出。

3. 坐月子的基本物质准备 新生儿用的被子、褥子、垫子，适应季节的衣物；产妇日常用品，如哺乳胸罩、哺乳衫、内衣、内裤等，要考虑到方便哺乳的问题，热天穿套头衫，冷天穿开襟衫则方便一些；准备一些适合产后食用，容易储存的食品，如小米、红枣、香菇、木耳等。

4. 适合照顾月子的人选 怀孕时，每个准妈妈考虑最多的事情莫过于怎样坐月子，如今的政策只允许坐一次月子，质量可得百分之百保证。因此，最佳的怀孕时间、休养地点、看护人员都要经过仔细考虑。在娘家还是在婆家？请保姆还是求助婆婆？家里家外，大概得想无数次。那么，究竟哪种方式最好呢？

有人认为月子还是娘家人来照顾好，撒娇、发脾气都没大问题，再好的婆婆都不容易把月子里的媳妇照顾满意，其结果不是媳妇抑郁，就是婆婆受气，其实并非如此。这主要是看婆媳的感情，有很多婆媳相处得像亲生母女一样，外人看了很是啧啧称赞，羡慕不已。

老人、月嫂、保姆，谁来照顾产妇和孩子最合适，要根据自己家庭的实际情况而定，应在分娩前考虑好。如果老人不能照顾月子，早点留意找个好保姆是很重要的。提前让照顾月子的人熟悉、适应家庭环境，了解或熟知坐月子基本常识，待孩子出生后，做到忙而不乱，井井有条。

如果条件许可，不妨找一位接受过专门培训的月嫂，她们对坐月子常识了解的更多一些，对于带孩子，照顾大人更娴熟。

在照顾月子这个问题上，家人要更多考虑一下产妇的自身感受，有利于产妇的康复和孩子的健康最重要。产妇自己更要理智，不管谁来照顾月子，都是在帮助自己，要和睦相处，记住坐月子开心些才是最主要的。

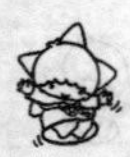

住院期间照顾产妇的人不宜多,关键是知道怎样照顾,如果人员较多,最好合理安排时间,轮流值班,使每个人都保持精力充沛,不感到疲惫。

5. 探望产妇有讲究 产妇分娩是一件喜事,亲朋好友都很关心,会有很多人到医院探望。探望产妇会给产妇带来安慰,也可能给产妇带来不便利的一面。

(1)探望人数不宜太多:产妇刚刚生产后,抵抗力很弱,娇嫩的婴儿抵抗力也较差,需要一个适应过程。如果探望的人数太多,时间太长,不仅影响产妇和婴儿休息,而且外来的人多,带来各种致病微生物多,引起感染的机会就会增加,有可能会影响母婴健康。因此,为了避免与减少疾病的发生,为了母婴两代人的健康与安全,必须控制亲朋好友到医院探望。

(2)探望时间不宜太早:一般医院对探望产妇都有明确规定。其目的,一是为了让家人照顾产妇,给以必要的护理;二是为了让产妇有适当的休息时间,恢复健康。一些亲朋好友探望产妇最好在产妇出院回家后,应安排在产后1周后为宜。看望产妇时,最好避开产妇休息的时间。

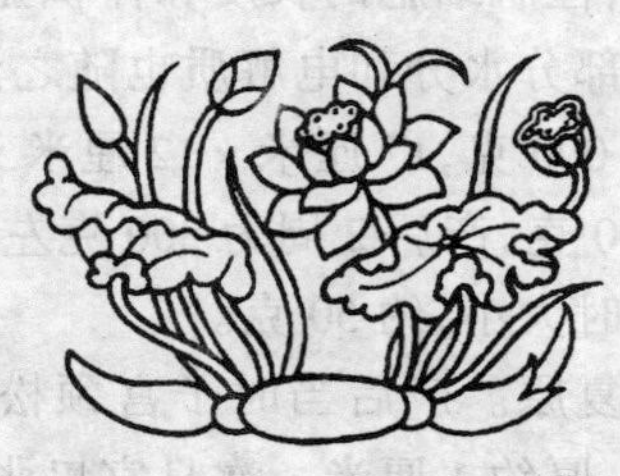

第二章　产褥期护理

一、产褥期母体各系统的变化

分娩结束后至产后6周为产褥期。在此期间，妊娠和分娩引起的全身各器官的变化，将逐渐地恢复到妊娠前状态，而乳腺在妊娠期变化的基础上则要进一步增大，开始分泌乳汁。

1. 生殖系统的变化

(1)子宫复旧:胎盘娩出6~8周后，子宫逐渐恢复至未孕状态，此过程称子宫复旧，包括子宫体肌纤维的缩复，子宫颈的复原，子宫内膜再生和血管的变化。

①子宫体肌纤维的缩复。胎盘及胎膜娩出后，子宫立即收缩成硬实略扁的球状体，在子宫缩复的过程中，子宫肌细胞数大致不变，但肌细胞的长度和体积显著缩小，于妊娠期子宫潴留的大部分水分和电解质也随之消失。产后当时子宫重量900~1 000克，17厘米×12厘米×8厘米大小，至产后1周减至500克，产后2周为300克左右，产后6~8周子宫恢复至未孕时大小，约50克。

②子宫颈的复原。产后当时子宫颈松软，外口如袖管状，紫红色，水肿，厚约1厘米。次日宫口张力逐渐恢复，产后2~3日宫口仍可容两指。产后1周子宫内口关闭，宫颈

管形成。产后 2 周末已不能通过一指，至产后 4 周宫颈形态恢复正常。初产后宫颈两侧不可避免的有轻度裂伤，故子宫颈外口呈横裂状，“一”字形。

③子宫内膜的修复。分娩时胎盘、胎膜与子宫内膜分离娩出，产后至 3 周除胎盘附着部位外，子宫内壁已为新生的子宫内膜覆盖，胎盘附着部位的子宫内膜的修复较慢。在胎盘娩出后，由于子宫迅速收缩，胎盘附着部的创面，直径 8～9 厘米，至产后 2 周创面面积 3 厘米 × 4 厘米，产后 6～8 周可完全恢复。

④子宫血管的变化。产后因子宫复旧，子宫血液供应相应减少，子宫壁间的血管与静脉窦随子宫肌肉的收缩和缩复被压缩变窄，最终闭塞。

(2)阴道与外阴：分娩结束后，阴道变为松弛的管道，阴道周围组织和阴道壁水肿，粘膜皱褶消失，淤血呈紫红色。在产褥期阴道壁张力逐渐恢复，产后 3 周阴道皱褶重新出现，阴道逐渐缩小，但一般不能恢复到原有的程度。产后外阴轻度水肿，于产后 2～3 日逐渐消退。处女膜因分娩裂伤而留下残缺不全的痕迹，称处女膜痕，是经产的重要标志。由于会阴部血液循环丰富，裂伤或切开伤口愈合较快，一般于 3～5 天可以拆线。

(3)盆底组织：分娩过程中，由于胎头长时间压迫盆底组织，使盆底肌肉和筋膜过度伸展而弹性降低，并可伴有部分肌纤维断裂。如无肌肉损伤，产后 1 周内，水肿和淤血迅速消失，组织的张力逐渐恢复。如盆底肌肉和筋膜发生损伤、撕裂，而又未能及时修补，可造成盆底松弛。因此，接生时正确地保护会阴，产后对裂伤及时而正确地修补至关重要。

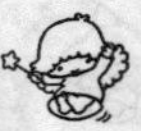

产后子宫、宫颈、阴道、外阴、盆底组织逐渐恢复，产褥期生殖系统恢复所需要的时间见表1。

表1　产褥期生殖系统恢复所需要的时间

器　官	指　标	恢复时间
子宫	大小	6周
	重量	6周，稍多
	肌层	6周
	结缔组织	6周
宫颈	外形	1周
	内口	1周
	宫颈管	4周
阴道	阴道粘膜	3周
	阴道壁肌张力	6周以后
外阴	外阴水肿	2~3天
	会阴伤口	3~5天
盆底组织	盆底肌肉	2~3周
	结缔组织	2~3周

2.乳房变化和泌乳

(1)乳房变化：产褥期乳房变化是妊娠期变化的继续。产后2~3天乳房增大，皮肤紧张，表面静脉扩张、充血，有时可形成硬结并使产妇感到疼痛(如有副乳腺也肿胀疼痛)。由于乳房充血影响血液和淋巴回流，可导致淋巴结肿大。严重者,腺管阻塞,乳汁不能排出,乳头水肿,同时可有不超过38℃的低热,称之为泌乳热。不哺乳者,上述的乳房变化可在1周左右恢复正常。

(2)泌乳:哺乳的完成依赖于乳汁的分泌和排出,它受十分复杂的神经内分泌的调节。

①乳汁分泌。妊娠期乳腺已做好充分准备,具备了泌乳的功能。但在分娩前大多并无乳汁分泌,这是受激素的调节作用所致。分娩结束后,受体内激素变化的影响,乳汁开始分泌。

泌乳是依靠婴儿吸吮刺激,以及乳房的排空、充足的睡眠、足够的营养和水分补充来维持。停止哺乳后,乳汁在乳房内淤积,使局部的压力增加,以及没有婴儿的吸吮刺激,使乳汁形成逐渐减少直至停止。产妇乳汁的分泌和维持有明显的个体差异,此外,与产妇心理状态也有关系。产妇情绪的变化可直接影响泌乳,产后抑郁、焦虑可造成乳汁分泌减少,而婴儿的啼哭可使母亲乳汁分泌增加。乳汁的分泌量随婴儿的需要量逐渐增加,每天可达1 000~3 000毫升,至产后6个月逐渐下降。

②乳汁排出。乳汁排出与乳汁分泌的调节机制不同。乳汁的排出不是因哺乳时乳腺腔的负压引起的,而是受神经内分泌的调节,这一神经调节受视觉、听觉和精神心理状态的影响,产妇精神抑郁、紧张可抑制这一反射,减少乳汁的排出;反之,母亲对婴儿的抚爱可以兴奋这一反射,促使乳汁顺利排出。

哺乳过程是维持乳汁分泌和排出的最主要的条件。在哺乳的过程中,婴儿的吸吮刺激,促进泌乳,促使乳汁的排

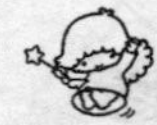

出。排空的乳腺又促使乳汁的再分泌，保证哺乳得以顺利进行。

③乳汁成分。乳汁成分除受多种激素的调节外，产妇的营养和液体的摄入量也有很大的影响。在整个哺乳期，乳汁成分的变化以脂肪最明显，蛋白质次之，糖和无机盐的变化较少。

3. 其他系统的变化

(1)循环系统的变化：产褥早期(产后72小时内)，由于子宫－胎盘循环停止，以及子宫的缩复，使大量血液从子宫进入血循环中，同时由于解除了妊娠子宫的压迫，下腔静脉回流增加，以及妊娠期潴留的水分亦进入血液循环中，使血容量增加15%～25%，血液进一步稀释，利尿作用增强。此期间心脏的负担加重，心排血量可增加35%，正常产妇可以耐受，但对有心脏病的患者，容易发生心力衰竭。循环血量在产后2～6周才逐渐恢复正常。

(2)血液系统的变化

①末梢血象。产褥早期末梢血白细胞可增至15×10^9/升，中性粒细胞的比例增加，而淋巴细胞的比例下降。这是由于产后子宫缩复和产时组织损伤，代谢产物进入血循环引起的反应。产后1～2周可恢复正常水平。产褥期贫血很常见，可以是妊娠期贫血的继续，也可以由产后出血所致，产后72小时以内血液的稀释也有一定的影响。

②血沉。产后血沉加快，至产后6～12周才能完全恢复。

③凝血系统。产褥早期血液仍处于高凝状态。妊娠晚期血小板下降，在产褥期很快回升，血中纤维蛋白原仍处于

高水平，凝血酶原和凝血活酶系统也增强，这些都对减少产后出血有利。但产褥期的高凝状态，以及下腔静脉血流缓慢，也可成为血栓形成的因素。这种高凝状态在产后4周才逐渐恢复。

(3)消化系统的变化：妊娠期胃酸减少，胃动素水平较低，胃肠道平滑肌收缩力下降，使胃肠道肌张力和蠕动力减退。产后消化功能逐渐恢复，胃肠道肌张力和蠕动力以及胃酸分泌需1~2周方能恢复正常。因此，产后数日内产妇仍然食欲欠佳，喜欢进汤食。此外，由于产后腹壁及盆底肌肉松弛，活动少，故容易发生便秘。

(4)呼吸系统的变化：产后子宫迅速缩小，膈肌下降，腹压逐渐恢复，故产褥早期呼吸深而慢，每分钟14~16次。产后产妇由胸式呼吸变为腹式呼吸，使妊娠晚期和分娩时造成的轻度碱中毒得以很快消失。

(5)泌尿系统的变化：由于产后子宫复旧和妊娠期潴留的水分进入血液循环，故在产后1周内血容量明显增加，肾脏利尿作用也明显加强，尿量增加。由于产后子宫复旧时产生的代谢产物需经尿排出，故在产褥早期可出现氨基酸尿，肌酐和尿酸的排出量也增加。在妊娠期发生的肾盂和输尿管的生理性扩张，于产后4~6周方能恢复正常。分娩过程中，膀胱特别是膀胱三角区受压，粘膜水肿，肌张力减低，加之腹壁松弛，活动减少，会阴伤口疼痛，不习惯于卧床姿势排尿等习惯，产褥早期易发生尿潴留，或残余尿增加，而这些都是造成尿路感染的因素。

(6)内分泌系统的变化：胎儿及其附属物娩出后，产妇的内分泌系统由维持妊娠，转入维持对胎儿的哺乳，其主要

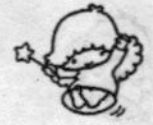

的变化包括胎儿、胎盘产生的激素急剧减退，与维持妊娠有关的各种激素减少，与维持乳汁分泌和排出的几种激素增加。产后内分泌系统的变化与产妇是否哺乳有密切的关系。

(7)免疫系统的变化：妊娠期母体免疫系统发生了重大变化，孕妇体内产生大量免疫抑制物，以保护胎儿不受排斥。随着分娩的结束，上述这些变化迅速消失。产妇由维持妊娠的免疫状态，转为增强机体的抵抗力，并通过哺乳将免疫因子传给新生儿，以增加其抵抗力。但总的来说，产褥期仍是机体防御系统较为脆弱的时期。

(8)产褥期的心理变化：产妇产褥期的心理变化在我国研究很少。然而，产妇产褥期的心理状态对其在产褥期的恢复和哺乳都有重要影响。可有以下变化：

①脆弱和不稳定。一般来说，产褥期产妇的心理是处于脆弱和不稳定的状态。产妇在产褥期的心理变化，与其在妊娠期的心理状态，对分娩经过的承受能力、环境以及社会因素有关。包括激动过度引起的情绪波动，以及妊娠与分娩时所经历的恐惧感；产褥期早期所有的不适感；因分娩和产后睡眠不足而引起的疲劳感；产妇对于自己是否有能力抚育婴儿，以及对个人及家庭的经济情况的焦虑感；怀疑自己失去魅力所引起的恐慌感。此外，产妇的性格倾向，生活经历，夫妻间以及和家庭成员间的关系，也有重要影响。因此，产妇在产褥期的心理变化，不仅是产妇个人的问题，而是以家庭为单位的整体问题。

②抑郁。内向型性格，保守和固执的产妇，其依赖性、被动性、忧郁和缺乏信心较为明显。其中部分产妇可进一

步发展成为产后郁闷、焦虑等,即所谓的产后抑郁综合征。产后抑郁综合征主要表现为以哭泣、忧郁、烦闷等为主要特征的情绪障碍,是多数产妇在产后1周内可以体验到的心理现象。产后抑郁综合征的原因还不清楚,目前认为,产后抑郁状态可能主要是社会心理性的,其中家庭关系,特别是夫妻间的关系,以及个人的性格品质是至关重要的因素。所以,关键的问题是社会心理上的护理,特别是丈夫和家庭的支持、关怀是最重要的。

(9)腹膜和腹壁的变化

①腹膜。产后当时子宫急剧收缩,盆腔腹膜形成的皱褶,随子宫复旧于产后数日消失。盆腔韧带在产褥期仍较松弛,于产后6~8周时才逐渐恢复。

②腹壁。妊娠期腹壁中线和外阴部的色素沉着,在产后逐渐消退。腹部的妊娠纹逐渐机化形成永久性的瘢痕。由于皮下弹力纤维断裂,腹壁变得松弛,还可能有不同程度的腹直肌分离。腹壁张力的恢复需6~8周才能完成,其恢复与产妇产后的营养、运动和适当的锻炼有关,如能做得好可恢复至接近未怀孕时的状态。产后过早的体力劳动、营养不良、生育过多过密等,都不利于腹壁张力的恢复。

产褥期各系统复原所需要的时间有所差异。产妇各系统生理功能恢复所需要的时间见表2。

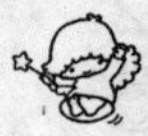

表2　产妇各系统生理功能恢复所需要的时间

系统	妊娠时增加的功能	恢复所需要的时间
循环系统	心排血量	2周
	循环血量	8周
血液系统	血容量	2~3周
	红细胞数	4~8周
	白细胞数	4~8周
	血红蛋白	6~8周
	血小板	2周
泌尿系统	肾血流量	分娩后即可
	肾盂及输尿管扩张	4周
呼吸系统	肺活量	5~6周
消化系统	肝功能	2~3周
代谢	水分代谢	2周
	基础代谢	10~14天

二、产褥期母体常见的生理反应

1. 体温　产后体温多数在正常范围。产程延长导致过度疲劳时，体温可在产后24小时内略升高，一般不超过38℃，数小时后，可以自然回归到正常温度，不需要担心。产后3~4天因乳房血管、淋巴管极度充盈，乳房充血肿胀也可以发热，这种发热一般也仅持续数小时，通常不会超过24小时，也很少超过38.5℃。这种体温升高为泌乳引起的，是生理性的发热，不属于病态。

如果持续发热达38℃以上，超过24小时，往往预示着感染存在，大多数情况是泌尿生殖系统感染，需要进行必要的治疗。

2. 产后宫缩痛 产后的子宫仍然保持收缩，在产褥早期因宫缩引起下腹部阵发性剧烈疼痛称为产后宫缩痛。疼痛时子宫呈强直性收缩，在产后1～2天出现，持续2～3天变得轻微到自然消失。初产妇的子宫肌纤维较为紧密，容易复原，复原所需要的时间较短，子宫收缩不很强烈，疼痛不明显。经产妇子宫肌纤维曾受到过牵拉，产后子宫常强有力地收缩，引起较明显的产后宫缩痛。哺乳时反射性宫缩素分泌增多使疼痛加重。伴随着产后宫缩痛，在下腹部可以触摸到较硬的包块即收缩的子宫。

产后宫缩痛属于正常生理现象，一般不需要特殊治疗，个别情况下需要止痛剂。

3. 恶露 产褥期间的阴道排除物称为恶露。恶露中含有血液、坏死蜕膜组织、上皮细胞、细菌及粘液等。恶露分为三种。

(1)血性恶露：分娩后最初几天内，恶露量多，有时有小血块，有少量胎膜及坏死蜕膜组织，颜色鲜红，含有大量血液而得名。持续3～4天，逐渐转为浆液性恶露。

(2)浆液性恶露：分娩5天后，子宫出血减少，恶露中含有少量血液，但有较多的坏死蜕膜组织、宫颈粘液及细菌等，颜色淡红，似浆液而得名。持续10天左右，逐渐转为白色恶露。

(3)白色恶露：分娩15天以后，子宫出血停止，恶露中

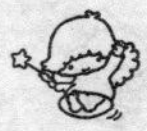

含有大量白细胞、坏死蜕膜组织、表皮细胞及细菌等，粘稠，色泽较白而得名。持续2～3周干净。

正常恶露有血腥味，没有臭味，持续时间4～6周，一般为产后3周左右，总量250～500毫升，个体差异较大。随着时间的推移，恶露的颜色和量都发生变化，颜色逐渐变淡，量逐渐减少至完全干净。这些变化是子宫出血逐渐减少的结果。若子宫复旧不全、宫腔内有胎盘胎膜残留，血性恶露持续时间延长，量增多，合并感染时有臭味。

4. 排尿与排便

(1)排尿：虽然在分娩过程中并未给予过多的静脉液体，但是正常妊娠会显著地增加细胞外液的水分，在产后2～5天尿量增加，多尿最常见。但由于在分娩过程中膀胱受压致使粘膜水肿、充血，肌张力降低，以及会阴伤口疼痛、不习惯卧床排尿等原因，有时于产后1～2天内，发生尿潴留及排尿困难。在产程较长的情况下，尿酮体可呈阳性，这是过度消耗的结果，产后很快会得到纠正。

(2)排便：排便时，由于腹压减小、会阴伤口疼痛、存在痔疮等原因，不能充分用力，容易发生便秘。另外，产褥期最初的1～2周内，胃酸分泌减少，胃肠肌张力及蠕动力减弱，加上卧床时间较长，运动较少，腹肌及盆底肌肉松弛，也是产褥期容易发生便秘的原因。

5. 褥汗　产褥早期皮肤排泄功能旺盛，汗腺分泌活跃，排出大量汗液，以夜间睡眠和初醒时更明显，不属于病态，于产后1周内自行好转。

6. 体重下降　妊娠期平均体重增加12.5千克左右。分娩后由于胎儿和胎盘的娩出，羊水排出，血液丢失，通常体重下降 5 ~ 6 千克。还会因为排恶露、出汗、尿量增加、乳汁分泌等因素使体重再下降 2 ~ 3 千克。在产后 6 个月,多数妇女体重接近其孕前水平,但仍平均会增加 1.4 千克,大多数妇女产后好像都要比妊娠前稍微胖一些。影响产后体重下降的因素有孕期体重增加量、初产妇、休假时间等。哺乳、年龄并不影响体重的下降。

7. 畏寒及不适感 分娩后的短时间内,由于分娩时用力造成的肌肉紧张突然消除,或因大量出汗而有一种发凉和寒冷的感觉,会感到一时的不舒服。发现这种情况,让产妇喝一些热开水或热红糖水,盖好被子,充分休息半小时左右,不适感就会消失。

8. 口渴食欲差 产后最初1 ~ 2天内,常觉得口渴,喜欢进流食或半流食,有的产妇食欲较差,此时补充水分对于解除疲劳是有益的。随着体力的恢复,食欲会逐渐增加,哺乳后,尤其是乳汁大量分泌后,食欲会进一步增加。

三、正常分娩产褥期产妇的基本护理

产褥期母体各系统变化很大,属于生理范畴,但是子宫有较大创面,乳腺分泌旺盛,容易发生感染和其他病理情况,分娩后仍然需要对产妇进行细致的观察和护理。

1. 产后 2 小时内的处理 临床上把产后2小时称为第四产程,需要在产房观察。在分娩后 2 小时之内,每 15 ~ 30 分钟测量一次血压和脉搏,如有指征可以更频繁地测量。除帮助产妇首次哺乳外,要不断观察阴道出血量,并定时摸清宫底位置,以了解其收缩情况。如果发现子宫收缩不良,

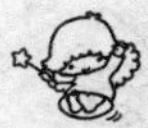

应通过腹壁按摩子宫，以加强子宫收缩力，减少阴道出血。

2. 早期活动 产后早期活动逐渐被越来越多的人接受，即产妇在产后过几个小时就下床活动。产后早期活动有许多好处，如可使膀胱并发症及便秘减少。更重要的是，早活动减少了产后静脉血栓形成及肺栓塞的发生率。为防止站立后可能出现头晕或晕厥，在第一次活动时要在有人陪伴下进行，以防发生损伤。

3. 外阴的护理 必须指导产妇从前至后清洁外阴，即自外阴至肛门。用1/5 000的高锰酸钾液冲洗外阴，每天2次。勤更换卫生巾。排尿时，由于尿液的刺激，会感到会阴伤口一过性疼痛或有烧灼感，排尿前准备1支0.5/1 000的醋酸氯己定(洗必泰)液，排尿后冲洗伤口，可减轻疼痛和不适感。产后几小时内应用冰袋冷敷，可以帮助侧切伤口减轻水肿和不适。

会阴部水肿明显者，可用50%硫酸镁浸湿纱布外敷，产后过24小时可用红外线照射外阴。会阴部有缝线者，需每天检查伤口周围有无红肿、硬结及分泌物。于产后3～5天拆线。如果发现伤口感染，需提前拆线引流或行扩创处理，并定时换药。

4. 警惕尿潴留

(1)病因：在产后可以有不同程度的膀胱充盈。许多医院在产程中至产后1小时开放静脉通路，于胎儿前肩娩出后静脉给予缩宫素(缩宫素有抗利尿作用)。产后因为液体的输入及缩宫素的抗利尿作用的突然消退，膀胱通常很快充盈。但是多数情况下，膀胱的敏感性及自发的排空能力可能会因为麻醉而减弱，也可因外阴伤口疼痛、血肿等情况引起上述反应。所以,尿潴留膀胱过度膨胀是一个常见的产后并发症,并不让人惊讶。要求产后密切观察,并适时地排空膀胱,使膀胱不要过度充盈。

(2)表现:膀胱充盈时可在耻骨联合上扪及一囊性肿物,增大的膀胱可达腹部,这是间接使宫底升高至脐上的一个原因。

(3)处理:产后要鼓励产妇尽早自行排尿。如果产妇在分娩后4小时仍未排尿,或排尿困难,应解除害怕排尿引起疼痛的顾虑,鼓励产妇下床排尿,用温开水冲洗外阴及尿道口周围,或让产妇听流水声,诱导其排尿。也可在下腹正中放置热水袋,刺激膀胱肌肉收缩,或肛用开塞露,反射性引起排便排尿感。还可采用针灸关元、气海、三阴交、阴陵泉等穴位。上述方法均无效时,要导尿并留置导尿管1~2天,一部分尿潴留的产妇会有细菌尿,这样在留置及拔除尿管后短疗程应用抗生素被认为是明智的。

5. 重视便秘 产后容易发生便秘,要从饮食、活动等方面进行调整。有时,产后没有排便仅仅是分娩前清洁灌肠而引起的结果。让产妇早期下床行走,及早进食,便秘就不再是主要问题。

6. 产后不适护理 阴道分娩后的几天内,产妇可因各种原因而感到不适,包括产后宫缩痛、会阴伤口痛、乳房肿胀。为缓解会阴伤口的疼痛,常用的治疗方法是烤灯。但是在夏季,可能造成很大的不适。早期给予冰袋冷敷可以减轻局部肿胀,减少不适。严重的不适和疼痛,尤其是应用止痛剂仍不能缓解症状的时候,要注意有无血肿形成。

7. 轻度抑郁的处理 在产后几天产妇表现为一过性

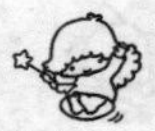

的、一定程度的抑郁是很正常的。产后抑郁多数是由于多种因素共同作用的结果。对于大多数产妇，有效的治疗不需要其他方法，仅仅是理解、认识以及使其恢复自信。这种轻度的不适是自限性的，通常2～3天后自然缓解，也有持续10天左右者。如果产后抑郁持续存在，并有恶化趋势，就要引起足够的重视，以明确抑郁的原因并进行适宜的心理咨询。

8．观察子宫复旧及恶露　每天早晨医生查房前，产妇要提前排尿，以便医生能准确检查子宫逐日复旧情况。应及时告诉医生恶露变化。血性恶露约持续3天，转为浆液性，约2周后变为白色恶露，一般2～3周干净。

9．腹壁松弛的处理　通常不需要腹带，它对于保持母亲的体形没有太大帮助，相反会有不舒服的感觉。剖宫产后，紧绑腹带，不利于胃肠功能的恢复，并延长排气时间，所以不再提倡常规使用腹带。但如合并心脏病、妊娠高血压综合征等，绑腹带还是有必要的。如果腹壁过于松弛和下垂，使用一个普通的紧身内衣效果会很好。阴道分娩后可在任何时候开始腹肌强度训练，剖宫产手术后腹壁疼痛消失后即可开始锻炼。

10．饮食护理　对于阴道分娩的产妇，没有什么饮食上的禁忌。在正常阴道分娩后2小时，如果没有并发症，产妇可以喝些水，吃一些想吃的食物。

11．乳房护理　产后乳房的护理至关重要，是关系母乳喂养成功的因素之一。

初次做母亲，常常因为哺乳时乳汁不畅，婴儿不能很好地含接，或者婴儿吸不出奶水等原因，急得不知所措，甚至想哭，遇到这些情况，千万不要灰心，相信哺乳是人类的天性，应该耐心地坚持下去，一定会成功。

几乎所有的医院都进行乳房按摩和母乳喂养的指导，住院期间一定要多学多问。要特别注意乳房的清洁，在乳房按摩或哺乳前，一定要把手洗干净，用干净的棉球或纱布擦拭乳头，哺乳后同样需要把乳头擦干净。平时要带上干净的胸罩，特别是当泌乳较多、乳汁通畅时，容易溢出乳汁浸湿胸罩，要勤换勤洗。关于乳头皲裂、乳头凹陷或扁平等哺乳中常见问题，将在新生儿喂养一章详细阐述。

12. 出院时间 阴道分娩，如果没有合并症，住院时间一般是 3～5 天。出院前，产妇通常要接受一些关于正常产后心理、生理变化的指导，比如正常恶露的表现、多尿引起体重下降及哺乳知识。产妇也要接受一些关于产后疾病防治方面的指导。遇到特殊情况要求提前出院者，要向医生问清楚需要注意的相关事项。

13. 性生活 产褥期内应避免性生活。国外对于分娩后何时恢复性生活没有确切的限定，但是过早恢复性生活会引起不适。最好是依据夫妻双方共同的感受，产妇的舒适程度，来确定恢复性生活的时间。有研究结果显示，性生活及性快感的减少或减弱，从妊娠晚期开始至少持续到分娩后 1 年。只有 35% 的妇女在产后 6 周恢复了性生活，有 40% 的妇女在产后第 3 个月仍感到性交疼痛及不适应。产褥期产妇因分娩造成的疲劳，哺乳和照顾婴儿，生活方式发生改变，使产妇对性生活的态度发生了变化，这些都对分娩后的性生活产生着影响。大多数产妇在产后 3 个月开始有性生活，但次数明显减少，产后 8 个月有半数可恢复正常。

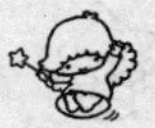

产妇哺乳会持续地抑制雌激素的产生，从而使阴道分泌物较少，这种生理状态减弱了性生活中阴道的润滑度。因此，哺乳妇女性生活前可以使用阴道润滑剂。

14. 月经及排卵的恢复

(1)月经的恢复：如果产妇不哺乳，月经通常在产后4～8周恢复。可是有时临床上很难确切说清是哪一天恢复月经。少数妇女会在分娩后很快开始有少量阴道出血，也会因哺乳而很长时间没有月经，其个体差异很大。哺乳妇女的第一次月经可以在产后第二个月至产后一年半之间复潮。

(2)排卵的恢复：有些产妇分娩后42天就有排卵，显然对产后恢复性生活的妇女采取避孕措施是很必要的。哺乳妇女比不哺乳的妇女排卵频率要少得多。哺乳妇女恢复排卵推迟，通常排卵的恢复是以月经恢复正常为标志。每天哺乳7次，每次15分钟以上会推迟排卵的恢复；排卵可以不伴有出血；出血也可以是无排卵的。估计在哺乳期产妇怀孕的可能性接近于4%。

15. 计划生育指导　哺乳期也可以怀孕。哺乳期怀孕对产妇健康十分不利，要特别注意避孕。从产后42天起，如果有性生活，就应采取避孕措施，原则是哺乳者以工具避孕为宜，不哺乳者可选用药物避孕。阴道分娩者产后3个月，剖宫产者产后6个月，可以放置宫内节育器。

16. 随诊　出院时，正常分娩的产妇可恢复一些日常活动，有半数妇女产后6周可恢复原有的体力。在这一时期，阴道分娩的产妇感到体力恢复的人数是剖宫产的2倍。

(1)随诊时间：产后6周常规到医院复查，此次检查对发现产褥晚期的各种异常，及早开始避孕指导均有帮助。

(2)检查内容：包括①全身健康状况的恢复情况。②测量体重、血压。③了解原有疾病或孕期并发症的恢复情况。④了解哺乳情况，乳量是否充足，有无乳头皲裂。⑤做妇科检查，了解会阴、阴道或腹部伤口愈合情况。⑥宫颈口是否关闭。⑦盆底组织恢复情况。⑧子宫复旧情况，子宫大小、位置有无异常。⑨附件及宫旁组织有无炎症或肿物。⑩化验血常规、尿常规。⑪针对性的健康咨询及计划生育指导。⑫带婴儿到儿科做一次全面的健康检查，了解生长发育指标及有无其他异常，测量身长、体重，指导喂养。

四、剖宫产术后产妇的基本护理

1. 镇痛 通常术后24小时内会给予充分的镇痛，未带镇痛泵者会根据疼痛情况给予哌替啶(度冷丁)肌内注射，24 小时内充分镇痛很有必要。感觉伤口疼痛不必强忍，及时告诉医护人员，医生会及时给予镇痛处理。充分镇痛的好处有利于检查子宫收缩情况。

2. 观察生命体征 在术后4～6小时内，通常每 0.5～1 小时检查一次血压、脉搏、宫底高度、出血量及尿量。接着在 24 小时内，每 4～6 小时检查一次，并测量体温。

3. 补充液体 通常剖宫产手术中和手术后，不需要静脉给予大量的液体，手术后的 24 小时内给予 3 000 毫升液体已经足够。

4. 饮食 术后6小时可进免糖免奶流食，一次不要多量饮入，逐渐加量。术后 12 小时可进半流食，排气后可进

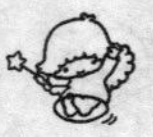

普食。开始进食宜少量多餐,以富含营养、易消化的食物为主。

5. 排尿和排便 通常是在手术次日晨拔除尿管,同阴道分娩一样,拔除尿管后要注意排尿情况,争取4小时内排尿,以防尿潴留。虽然任何腹部手术后都会发生不同程度的麻痹性肠梗阻,但在大多数剖宫产术后,其持续时间很短。症状包括轻微的腹胀或腹痛,不能排气排便。大多在48小时内排气。

6. 活动 多数情况下,手术后第一天,产妇应该在别人的帮助下,缓慢地下床活动,至少2次。静脉输液者,应选择适宜的时间下床活动。第二天产妇可以在别人的帮助下行走。

7. 伤口护理 医生每天会检查伤口,看看有无红肿、硬结、渗出物等,通常5~7天拆线。对于没有并发症的剖宫产产妇,通常在术后5~7天出院。

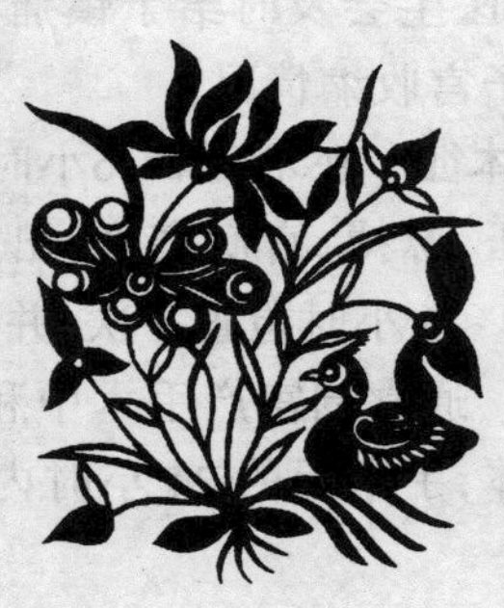

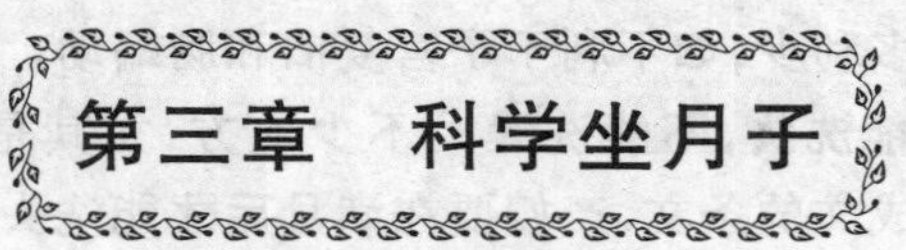

第三章　科学坐月子

产前孕妇为胎儿提供生长发育所需要的营养，母体各个系统都会发生一系列的适应性变化，尤其是子宫变化最为明显，到妊娠晚期子宫重量增加为非孕期时的20倍，容量增加1000倍以上。同时，心脏、肺脏负担明显增加，肾脏略有增大，输尿管增粗、蠕动减弱。其他，如肠道、内分泌、皮肤、骨关节、韧带等都会发生相应改变。胎儿娩出后，子宫、会阴、阴道的创口愈合，子宫缩小，膈肌下降，心脏复原，松弛的皮肤、关节、韧带逐渐恢复正常。这些形态、位置和功能的复原，都在产褥期内完成。能否复原则取决于产妇坐月子时的调养保健。若养护得当，则恢复较快；若调养失宜，则恢复较慢，且易患产后疾病。

一、走出坐月子的误区

坐月子的学问大，太多规矩让很多新妈妈感到困惑，传统上产妇保养有误区，现代女性坐月子应走出这些误区，体现现代风采。

1. 怕风　不少人以为产妇怕风，因而将产妇房间的门窗紧闭，床头挂帘，产妇则裹头扎腿，严防受风。其实，产妇处于这种环境和生活方式中是不利康复的。

2. 下床越晚越好　许多人认为产妇体质虚弱，需要静

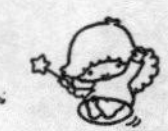

养，就让其长期卧床，甚至连饭菜都端到床上吃。其实，这种做法弊多利少，如不利于子宫复旧和肠蠕动。

3. 不能洗头，不能洗澡　不少地方，尤其是农村有这样一种不成文的条文，产妇要在满月后才能洗头和洗澡，这是不可取的。

4. 忌口　许多地方的产妇都有忌口的习惯，有诸多说法，如牛羊肉、鱼虾类等很多东西都不准吃。其实，产后需要充足而丰富的营养，主副食都应多样化，仅吃一两样食物不能满足身体的需要，也不利于乳腺分泌乳汁。因此，产妇千万不要自己堵了自己的嘴。

5. 菜越淡越好　有些“土政策”这样规定，不让产妇吃盐，在产妇产后的前几天，饭菜内一点盐也不放。事实上，这样做只会适得其反，略吃些盐对产妇是有益处的。由于产后出汗较多，乳腺分泌旺盛，产妇体内容易缺水和盐，因此应适量补充盐分。

6. 不能刷牙　相当多的人都认为产妇产后不能刷牙，其实，产妇比一般人更应注意口腔卫生。由于产妇进餐的次数多，食物残渣存留在牙齿表面和牙缝里的机会增多，而口腔感染又是产褥感染的来源之一。此外，平时天天刷牙，突然停止刷牙，自己会觉得不舒服，或许还会影响食欲。

7. 认为汤比肉有营养　产褥期应该常喝些汤，如鸡汤、排骨汤、鱼汤和猪蹄汤等，以利于泌乳，值得提倡，但不能走极端，要同时吃些肉类。肉比汤的营养要丰富得多，那种“汤比肉更有营养”的说法是不科学的。

8. 鸡蛋吃得越多越好　从营养上来说，鸡蛋的营养超过任何与它同等重量的食物，营养丰富，容易消化，确实是

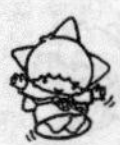

好食物，适合产妇食用，但并不是吃得越多就越好，吃得太多，则可能有害。有些产妇一天吃一二十个鸡蛋，不但吸收不了，还会影响对其他食物的摄取。因此，一般产后每天吃两三个鸡蛋就足矣。

9. 产后24小时方开奶 一些地区的产妇，在产后24小时后才给新生儿喂奶，认为开奶早不好。而事实正好相反，开奶越早越好。因为婴儿吸吮乳头可以促进乳腺分泌乳汁，又有利于子宫收缩，使子宫早日恢复，同时新生儿也能及早得到营养丰富的初乳，可谓一举多得。一般情况下，产后30分钟即可哺乳。

10. 满月即可恢复性生活 由于人们都习惯于把满月当作产妇身体完全复原的标准，所以有些夫妻在孩子刚满月时就恢复了性生活，实际上这样做为时尚早。因为分娩对子宫内膜和阴道壁所造成的损伤，在4周内是不可能完全康复的。一般认为，产后6~8周后恢复性生活才是安全的。

二、坐月子大家谈

1. 美国人不坐月子 美国的医院很整洁，住院的病人一人一个套间，在产妇的病房里，除了与其他病房相同的电控床、沙发、电视和卫生间外，还有一间专为婴儿设置的小房间，以供那些想时刻陪伴新生儿的夫妇使用。孩子出生后，产妇被送回病房。中国人用各种汤汁催奶，美国人根本不懂这种方法，让产妇喝加冰果汁或水，鼓励侧身睡，早活动。一般自然分娩产后24小时，剖宫产48小时后，没特殊

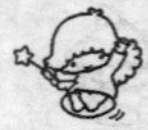

情况就可以出院回家。美国妇女不光不坐月子，很多人产后一个星期就从事很多正常活动，产后一个月就上班，逛街、吃冰激凌、喝凉水就是很自然的事情了。

2. 英国人产后潇洒随意 在英国，生完孩子没有坐月子的说法。20 年前，她们认为应在家休息 15 天，而现在没人相信这话，她们觉得休息几天就足够了。一般来说，产妇在医院里休息两三天，就由丈夫接回家。但她们也不呆在家里，不是带着婴儿去串门，就是到超级市场去采购，潇洒得令人羡慕。如果产妇没有奶，在国内人们自然会想到买活鱼、活鸡，熬鱼汤或炖鸡汤，认为这样可以催奶。英国产妇催奶不喝汤，她们认为每位产妇都有奶，就是看你让不让婴儿吸吮，婴儿吃多少，身体就产多少。至于有的产妇经过婴儿吸吮后仍无奶或奶少，是因为体内激素失调，则需要药物治疗。

3. 在加拿大坐月子要入乡随俗 孩子生出后，母亲回到病房，伤口痛多先用口服止痛药物，并用冰袋冷敷，无异常情况两三天即可出院。加拿大的婴儿食品及用品不但丰富，而且食用和使用都很方便。婴儿的浓缩奶汁、奶粉用恒温下的白开水冲匀后即可食用。

4. 坐月子东西方有差异 不管东方西方，女性怀孕期体内各系统的变化是一样的，生产后都要有恢复阶段，如子宫恢复需要 6～8 周，在子宫没有完全恢复时游泳，容易造成细菌感染或慢性盆腔炎。另外，生产后抵抗力下降，新陈代谢快，出汗多，容易着凉或关节痛。但东西方人的体质差异很大，这与饮食可能有关，我们的饮食以植物类为主。还有环境因素，西方人产后主张马上洗澡，剖宫产 72 小时后伤口暴露，她们所处的环境通常很干净，暴露伤口没问题。我国医疗卫生状况差距很大，如各方面条件都很好的，做做无妨，而环境条件达不到的则不能完全模仿西方。

5. 老法坐月子 坐月子是女人一生很重要的事情，老法坐月子有很多讲究，有的地方生男孩要坐30天月子，生女孩要坐40天月子，原因是生女孩，妈妈的身体更虚弱，要多养10天。产妇一天要吃5～6顿饭，以鸡、鱼、蛋、汤、粥为主，产后第几天熬鱼汤或炖鸡汤催奶都很有讲究。

产妇不能出屋，不能久坐，不能吃水果和蔬菜；不能穿拖鞋，脚后跟不能露在外面；坐着腰后不能空，须加垫子；不能洗头，不能洗澡，不能刷牙，不能梳头；不能看电视；不能哭；不能喝白开水，要多喝红糖水等。总之说法很多，不能做的事情也很多。

传统的方法中有一些还是对的，毕竟它是一种经验之谈。但是有些规矩是不科学的，容易使许多没有经验的年轻妈妈走入误区、白受罪。身体的恢复与生男生女没有必然联系，各器官恢复也有不同的生理过程。

不论老一辈人给产妇灌输怎样的传统观念，我们还是建议产妇参加一些正规机构的学习班，比如现在的孕妇学校，准妈妈准爸爸培训等，可以把老人也带来，以便接受现代坐月子的新理念，纠正错误的观念，以有利于产妇科学、快速地康复。不能参加学习和培训的产妇，最好多看看坐月子方面的科普读物，不妨让身边的人也看一看，并时常把新观念讲给和自己生活在一起的人，使大家在生产前对坐月子问题有统一认识。

月子的争论涉及到国人传统的生活方式与受西方影响

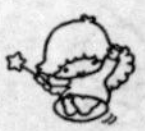

下的现代新观念，在摒弃与保留的问题上，应该中西结合，传统中医认为以养生为主，所以坐月子是典型的中式习俗。

三、合理安排日常生活

月子期的日常安排很重要，有了孩子时间好像过得更快，很多人都感到月子一晃就过去，但身体每天都发生着变化，这些变化会让人感觉一天一个样，不妨把这段时间分四周来安排。

1. 产后第一周 休养是第一位的，为恢复体力和尽快适应哺育婴儿，一定要充分休养。母乳喂养的产妇要与婴儿同步休息，婴儿休息时应抓紧时间休息。这样既可减轻自身疲劳，又可保证足够的乳汁分泌。合理安排产后的休息，对促进产妇身体的康复有着十分重要的意义。产妇在坐月子期间，每天应安静睡眠 8～10 个小时，以避免出现焦虑、疲倦和精神抑郁等现象。睡眠姿势没有特别要求，可与平时一样，侧卧、仰卧或俯卧。但应做到：①要注意局部清洁，预防感染。②根据身体状况，适时开始做产后保健操。③接受给婴儿换尿布、洗澡、哺乳等育儿方面的指导。④有异常情况者，要记住医护人员告诉的有关注意事项，并遵守这些注意事项，按要求去做。⑤有关自己身体和育儿方面的事情，如果有不清楚的地方，要利用住院期间的便利，在出院前仔细向医护人员咨询。

(1)分娩当天：刚分娩之后由于疲劳，产妇会感到睡意袭来。为了身体尽早恢复，充分休养是重要的，因此能睡多长时间就睡多长时间。

①感觉饥饿时，可吃些松软易消化的食物，如面片汤、鸡蛋羹等。

②分娩后2小时以内，要在待产室观察产妇的情况，因此产妇要在待产室休息。由于会阴伤口和子宫收缩等引起的疼痛，所以休息时采取仰卧位比较舒服，活动时也要轻轻地活动。

③根据伤口的情况决定是否自己去厕所，一般是在分娩后6小时可自行去厕所。在此之前，排尿、排便、处理恶露，通常要由护士或家人协助在床上进行。如产后6小时仍未自行排尿，可采取鼓励产妇下床排尿、诱导排尿或针灸及肛用开塞露等方法促使排尿，尽量避免导尿和留置尿管。

④由于子宫收缩引起的疼痛，或者会阴缝合处的疼痛不能忍耐时，要告诉医护人员，可给予适当的对症治疗。

⑤伤口的缝合部位疼痛时，双膝并拢，可减轻局部张力，缓解疼痛。

⑥在做相关登记时，家属(通常是丈夫)要按要求准确填写各个项目，避免给日后随访带来不便。

(2)产后第一天：一觉醒来，疼痛缓解了，也能够坐在床上了。没有异常的产妇可以做到：

①产后6小时左右就可以在医护人员的指导下开始下地行走。

②排尿、排便、处理恶露也可以自己做了。

③由护士指导母乳喂养和乳房按摩。初次哺乳，即使不出乳汁，让婴儿吸吮也有好处。哺乳后有时恶露会增多，这是刺激乳头引起子宫收缩的结果，不必担心。

④从这时起，要在床上按摩下腹部，这对于肠道功能恢

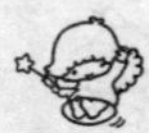

复、子宫收缩、骨盆底部肌肉康复都有好处。得到医生许可后，可以开始做产后保健操等轻微活动。

⑤可以根据体力情况安排洗澡(淋浴)。

⑥产后无异常的产妇应该下床到餐桌吃饭。

(3)产后第二天：疲劳已消除，精神开始焕发，开始分泌出营养丰富的初乳，要尽可能让婴儿吸吮，并继续进行乳房按摩。为使产后早日恢复应在室内步行，以不疲劳为限。走路时恶露会增多，不必担心，过多时可告诉医护人员。

(4)产后第三天

①可根据体力恢复情况增加活动量，但不要勉强。

②乳房开始充盈肿胀，乳汁开始增加，仍应注意多按摩乳房。

③做血象化验检查，了解有无贫血和感染。

④恶露量仍较多，是正常现象，如较前增加，要及时告诉医生。

产后第三天，即分娩 72 小时后，自然产者，侧切伤口拆线，拆线后疼痛会减轻，局部感觉会舒服很多。

(5)产后第四天：乳房充盈肿胀会加重，努力让婴儿吃母乳，加强乳房按摩与护理。产后第四天，即分娩 96 小时后，产钳或胎吸助产者，侧切伤口拆线。

(6)产后第五天：乳房充盈肿胀会有所减轻，乳汁明显增加，产妇要尽快适应哺乳。横切口剖宫产者，腹部伤口拆线。阴道分娩 3～5 天，剖宫产 5～7 天，母子都要做出院前的准备，如果母子都没有异常可以同时出院。获得出院许可，应和家人商量一下，确定哪一天出院。出院时准备好婴儿需要穿的衣服，确认一下母子健康手册是否带在身边，有关内容是否记录在上面。查对一下出院准备是否做好,婴儿和自己的衣服是否准备齐全。家离医院近,可以走着回去,如果较远,应准备汽车或乘出租汽车。在出院之前,要接受有关出院后生活的指导,如沐浴、换尿布、哺乳及育儿等方面的指导,如有不明白的地方要及时询问。

另外,有工作单位的产妇或者实行绝育者,要提醒主管医生开具诊断证明书,保存好预防接种卡。给婴儿取好名字后,开出生证,在填写出生证时,要向护士提交母子健康手册以及夫妇双方的身份证。出院时尚未起好名字,不要着急,出院后再斟酌,但不要超过 1 个月,一般要求出生后 1 个月内上户口。

2. 产后第二周(出院后第一周)

(1)不要过度劳累:一旦回到家里,有家庭主妇的工作,又有作为母亲的育儿工作,很容易疲劳。不要过度劳累,应卧床休息,起来活动一会儿再躺下休息一会儿。只限于做做自己身边的事情,照料一下婴儿。像做饭、洗洗涮涮、打扫卫生等家务事,要让帮忙的人或丈夫去做。在身体恢复的同时,要逐步地安排好生活。

(2)注意清洁卫生:恶露持续,要注意保持清洁,勤换卫生巾。因会阴切开而留有伤口的人,可以每日用1∶5 000高锰酸钾溶液坐浴。

(3)继续做乳房按摩和产后保健操:有的人尽管在住院期间很认真地做乳房按摩,但出院后就停止不做了,这样不妥,为了保证哺乳和体形的恢复,请一定要坚持做下去。

(4)其他:有出血、发热、疼痛等异常情况,要及时去医院请医生诊治。

3. 产后第三周(出院后第二周)

(1)可做身边小事:仍以卧床休息为主,离床的时间逐渐延长,但即使是离床了,也不要突然开始正常工作,可从身边的小事做起,让身体逐渐适应。如果接受国外的观念,可适时去附近买东西了。

(2)睡眠要充足:因为夜里也得给婴儿喂奶、换尿布,母亲经常睡眠不足。可以利用白天婴儿睡着的时间抓紧补充睡眠,以免过度疲劳。

(3)可试着给婴儿洗澡:请别人帮助给婴儿洗澡时,要认真观察和学习,逐渐由自己来洗。

4. 产后第四周以后 按出院时的指定日期接受产后健康检查。检查的项目包括全身的状况、乳汁分泌的情况、子宫恢复以及有无后遗症等,同时婴儿也要接受一个月来的健康检查。回家乡分娩的产妇,在产后一个月以后就想回自己的家,产妇的身体也许能行,但是出生不久的婴儿进行长途旅行是过于勉强的,要在健康检查后得到医生的许可才行,并且要选择合适的交通工具。有些地方,满一个月后有"挪臊窝"的说法,也就是要换地方居住一段时间,想这样做的人,要有所安排,换地方时,要带齐产妇和孩子的生活用品。

观光旅游或海外旅行至少要等产后2个月之后。

5. 回单位上班 产后8周后,如果本人希望早日上班,经过医生的许可,可以上班。在回单位上班之前,最好接受医生的检查,确认一下有无异常,并听取医生有关注意事项的建议。正常产后有3个月产假,剖宫产或产钳助产增加半个月手术产假,双胞胎另外多加半个月产假,晚婚晚育者有半个月晚婚晚育假。工作后，每天要给1小时的喂奶时间，一直到婴儿满1周岁为止，7~9月份分娩者，每天1小时的喂奶时间延长1个月。

另外，认真地确定好上班之后的育儿方针、喂奶方法、看护孩子人选等是非常重要的。

四、环境温馨

1. 适宜的室内环境

(1)冷热适宜：产妇和宝宝的居室应温馨、安静、整洁，光线充足，通风好，温度和湿度适中。室内温度25℃~26℃，相对湿度50%~60%，空气清新，定时通风，气温低时注意保暖，气温高时注意预防中暑。随着气候与居住环境的温度、湿度变化，产妇穿着应做好适当的调整。夏季，一般穿着长袖、长裤、袜子，避免着凉便可。

(2)适当点缀：室内家具物品不要摆得太多、太拥挤，挂几张活泼可爱的婴儿画，可根据季节适当摆些花卉盆景，有利于产妇心情愉悦。

(3)保持安静：产妇休息的卧室要保持安静，避免噪声，取东西要轻拿轻放，尤其是开关门时，要注意动作轻缓，以免突然的响声，引起婴儿不自主的反射动作。不主张过多的亲友入室探望。闲暇时或护理婴儿时，可听一听优美的轻音乐。

(4)预防产褥热：产褥热其实是藏在产妇生殖器官里的致病菌在作怪，多源于消毒不严格的产前检查、接生，或产妇不注意产褥卫生等。若门窗紧闭，床头挂帘，裹头扎腿，

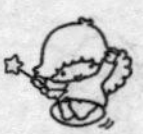

室内卫生环境差、空气污浊，更容易使产妇、婴儿患病。建议一定要保持房间空气流通。

2. 不同季节坐月子的环境要求

(1)夏天坐月子：夏天坐月子，往往从心理上无法感到轻松，许多女性抱着“赶上了，没办法”的无奈心态坐月子。其实天热不要烦躁，要保持平和的好心情，心静自然凉。注意居室的定时通风，避免因室内温度、湿度过高而出现高热等产褥期中暑现象。如果室内温度过高，完全可以适当使用空调，空调对产妇和婴儿都有益，因为室内温度过高的话，人体内部的热能无法排出，不仅大人和孩子都会起痱子，而且不利于产后恢复。空调的温度一般以26℃以上为宜，可根据气温变化间断开放，产妇穿长袖衣、长裤、袜子，新生儿可松松地盖上小夹被。如果用电风扇，不宜对着人吹风。

(2)冬季坐月子：冬季坐月子要注意防寒，有暖气的房间往往比较干燥，可用加湿器调整环境湿度，或经常洒水拖地，保持清洁，使空气达到一定湿度。每天定时开窗通风，每次半小时左右，保持室内空气流通。一些人认为不要让产妇受风是正确的，但是不能不通风，通风时产妇不要在过堂风中停留，避免对流风直接吹。

(3)春秋坐月子：春秋季节坐月子通常会感觉冷暖适宜，但在早春和深秋时，仍须注意环境温度，防止着凉，预防感冒。

五、讲究卫生

传统的观点认为，产妇在月子里不能梳头、洗头、洗澡、洗脚和刷牙。认为梳洗可致各种病痛，如头痛、脚痛、身痛等。有的产妇在整个月子里从不洗澡、洗头、洗脚、刷牙，以致房间空气污浊，汗臭、乳臭逼人。坐月子讲卫生是现代女性接受新观念的重要体现。

1. 头发的护理 很多坐月子的产妇，常于产前把头发剪短，便于产后梳理，这是明智之举。产后梳头时，梳子不要太尖利，若头发过长，粘结难理，宜缓慢梳理，不要生拉硬拽。

2. 适时洗澡 过去由于环境简陋，生活条件差，又没有这么多现代化电器设备，而有一个月不能洗头、洗澡的限制。随着生活水平的提高，不能洗澡的时代已经过去了。何时洗澡比较合适，要根据具体情况确定。一般正常产后当天，剖宫产后腹部伤口拆线即可洗澡，只要能洗澡，每天都可以洗。一些人接受不了这一观点，实际上产后洗澡有诸多好处。产褥期多汗、溢奶，身上粘湿难受，恶露不断排出，整整一个月不洗澡，不利于个人卫生。常洗澡，不仅可清洁皮肤毛孔，加速血液循环，加快新陈代谢，而且使人精神清爽。洗澡时用温水淋浴，时间不要太长，20 分钟左右为宜，淋浴后擦干全身，不要让皮肤带着水分。刚刚洗浴完毕，不宜进入通风的环境。避免盆浴，避免接触冷水，防止受凉导致关节不适。

3. 每天漱口刷牙 妊娠期受雌激素的影响，有些人出现牙龈增生，产后会逐渐消退，不影响漱口、刷牙。老话说，坐月子不漱口，不刷牙，是怕刷牙损伤牙齿，容易使牙齿松动，或者上年纪后牙齿会过早脱落。这种认识没有科学根据，也不符合卫生保健要求。刷牙时用温水，牙刷毛不要太硬，可用质地柔软、轻便灵活的小刷头牙刷，动作轻柔，避免损伤牙龈。宜选用刺激性小的普通牙膏，一般无口腔疾病不宜用药物牙膏。每次饭后要用温水漱口，以保持口腔卫生，防止口腔感染。产后做到早晚刷牙、饭后漱口，有利于保护好自己的牙齿。如果真的感觉牙齿松动，应请医生检查，及早处理。

4. 保持会阴清洁

(1)自然分娩会阴的清洁：产后恶露多，要注意常换卫生巾，如果会阴无伤口，要用温水冲洗。

(2)会阴伤口的护理：如果会阴有侧切伤口或裂伤，可用1/5 000的高锰酸钾溶液或稀释的碘伏冲洗，水的温度以洗澡水温度为宜，不要用热水的蒸气熏，也不要用过热或过凉的水。每次排便、排尿后，可用0.5/1 000的醋酸氯己定(洗必泰)液冲洗。药液为塑料药瓶装，带有冲洗管，用时很方便，去卫生间时，顺便带上1支即可。冲洗时要注意按照从前向后的顺序，即先冲洗会阴，再冲洗肛门，以免将肛门的细菌带到会阴伤口和阴道内。产后1周可用1/5 000的高锰酸钾溶液坐浴，每晚1次，每次15分钟(高锰酸钾溶液浓度不能高，以液体淡红色，不染手为宜)。会阴伤口疼痛一般不重，不需要口服止痛药物，如果产妇对疼痛比较敏感，产后24小时内可以冷敷，24小时后可以理疗，如微波、频谱、神灯等局部照射，均有促进血液循环、加速伤口愈合、减轻疼痛的作用。会阴部血液循环丰富,伤口愈合能力强,通常愈合后瘢痕大多不明显,恢复后无不适感,也不影响日后性生活,所以不必对会阴侧切有顾虑。

5. 勤修剪指甲 不要留长指甲,定期修剪,以免藏存污垢,携带致病菌,以及划伤婴儿幼嫩的皮肤。

6. 衣服要常换 衣服要常换洗,特别是贴身内衣更应经常换洗。产后要及时更换卫生巾,减少脏了内衣的机会,最初几天出血量多时,最好用为产妇特制的加长加宽卫生巾。产后短裤脏了就换,做到勤洗勤换,有条件的要放置在阳光充足的地方晒干,不要阴干。如果觉得洗起来不方便,现在有一次性的内裤,产后用起来非常方便,不妨买几包试一试。感觉内衣潮湿了就要换洗,至少 1 ~ 2 天要换洗 1 次。

六、穿着得体

民间坐月子常喜欢"捂",其实现代的生活环境使得坐月子大可不必"捂",完全可以做到穿着舒适得体,整洁大方。

1. 穿衣要求

(1)衣服质地要舒适:坐月子时穿的衣服宜选择纯棉、麻、毛、丝、羽绒等天然材料制品,现在很多人都喜欢穿这类质地的衣服,柔软舒适,透气性好,保暖性强,又有很好的吸湿性,更适合坐月子时穿用。

(2)衣服应略微宽大但要得体:有些产妇怕产后发胖,体形改变,想靠衣服来掩饰已经发胖的身体,便穿紧身衣服，进行束胸或穿牛仔裤。这样的装束不利于血液循环，特别是乳房受压极易患乳腺炎。正确的做法应该是选择透气性好、松紧适宜的棉质内衣，外衣略微宽大，活动方便，但要得体。哺乳的产妇，最好准备两件胸前可以开启的哺乳衫，便于哺乳，也很雅观，还可以避免产妇腰部、腹部裸露受寒。如果穿毛衣，最好选择开襟衫，方便实用。

(3)衣服要做到厚薄适中：产后因抵抗力有所下降，衣着应根据季节变化进行相应的增减调配。天气热就不一定要穿长袖衣、长裤。

①夏天产妇的衣着被褥皆不可过厚，以穿着棉布单衣、单裤、单袜为宜。被褥须用棉织品，勤晾晒。

②冬天产妇的床铺、衣着均须柔软，床上宜适当铺厚一些，被子宜轻软，宜穿保暖内衣、棉睡衣、厚棉线袜，外出宜穿羽绒服。

③春秋季节产妇穿着较平常人稍厚一些，以感觉微热为好。

2. 佩戴合适胸罩　有些人哺乳期间不喜欢戴胸罩，觉得不戴胸罩更舒服，喂奶更方便，其实戴胸罩有诸多好处，可起到支托乳房、方便哺乳的作用。

大家都知道，哺乳期的乳房比平时要大许多，如果长时间没有上托的支撑，便容易使乳房下垂，影响乳房造型的恢复。另外，很多哺乳的产妇不戴胸罩，经常有乳汁溢出浸湿衣服，乳头与干燥变硬的衣服摩擦，易引起乳头皲裂，而且衣服浸湿或干燥后留有痕迹也不雅观，所以哺乳的产妇一定要戴胸罩。可选用质地柔软、透气性好、前面系扣、适当宽松的胸罩。现在有特制哺乳胸罩，罩杯是窗式结构，哺乳时不必解开胸罩,只需把胸罩前面的盖解开放下来即可,与哺乳衫搭配穿戴,非常方便。钢托胸罩,有很好的支托作用,可防止乳房下垂。戴胸罩时,为防止少量乳汁溢出浸湿衣服,可在胸罩内垫一小圆形薄垫或几层消毒纱布,吸附溢出的乳汁,浸湿后及时更换,保持局部清洁。

3. 合理使用腹带 产后是否需要使用腹带,要根据具体情况来定。对妊娠合并心脏病、血液疾病或某些剖宫产术后的产妇,需要在特定的时间使用腹带。遇这种情况,医生通常会帮助或提醒产妇绑好腹带。大多数情况下产后或剖宫产术后不需要使用腹带。产后使用腹带,可影响局部的血液循环。剖宫产术后用腹带,影响肠蠕动,不利于胃肠功能的恢复。腹带过松起不到作用,过紧往往不利于汗液的蒸发,天气热时,还很容易起痱子。如果愿意,可穿棉质的收腹提臀短裤,挑选合适,一般比较舒服。

4. 鞋子宜软 以穿软底布鞋为佳,夏天可穿普通拖鞋,冬天宜穿带后跟的棉拖鞋,不要穿硬底鞋及高跟鞋。

5. 坐月子不宜浓妆艳抹 婴儿的感觉以嗅觉最为灵敏,在各种气味中,对婴儿影响最大的还是母亲的气味。绝大多数新生儿常将头部转向母亲的方向,尤其对母亲的乳味表现出好感和亲昵。掩盖或干扰母亲气味的物质可能会影响婴儿的情绪。坐月子期间产妇梳洗整洁,或略施粉黛便足够了,不宜浓妆艳抹。

七、重视产后运动和锻炼

在生活条件差的年代,许多妇女产后没几天就照常操

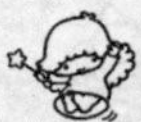

持家务，产后不久就下地劳动或去工厂做工。产后过早、过重的劳动，可影响子宫、阴道及盆底组织的恢复，日后容易出现子宫脱垂、阴道前后壁膨出和尿失禁等后遗症。

现在随着妇女社会地位的提高及生活条件的改善，产妇对围生期保健越来越重视，这是受到肯定的。但有些人错误地认为，坐月子就得坐着、躺着，下床越晚越好，产后1个月内不出居室，甚至床上吃，床上便，决不下床活动或者运动，这是非常错误的。

产后过于劳累，当然影响身体的康复，但是将产妇禁锢在床上，一切由别人包办、伺候，对产后恢复并非有利。如果产后较长时间不活动，很容易使本来血液就处于高凝状态下的产妇发生下肢静脉血栓；同时产后盆腔底部的肌肉组织也会因为缺乏锻炼，不能尽早恢复。

适当的活动，有利于子宫的复原和恶露的排出；可促进血液循环，减少盆腔及下肢血管血栓形成；能促进肠蠕动，调整排便功能，防止便秘，还可促进胃肠道的消化功能，改善食欲；也能使腹部和盆底肌肉得到锻炼，早日恢复原有的收缩力。

1. 产后运动

(1)分娩后当日：在顺产后当日就可以在床上翻身，6小时即可坐起来，采取半坐位与卧位交替休息，也可自己下地大小便，24小时后可以轻微活动，在床边和房间内走动，但是要避免疲劳。产妇因为分娩时的用力，常觉得很累，所以产后应当好好地休息，头一两天多在床上休息为好。尤其产妇觉得虚弱、头晕、乏力时，必须多卧床休息。一般活动的时间不要超过半小时，等体力逐渐恢复就可以将时间

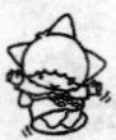

稍微延长些，还是以1~2小时为限。避免长时间站立或坐姿，以减少腰酸、腿酸、背痛、关节疼痛等的发生。

(2)产后第二天：可以在床上做抬头、伸臂、抬腿等运动，以锻炼腹部肌肉，每天做4遍，每遍5~6次；随时都可做收缩肛门的提肛动作，以促进盆底肌肉张力的恢复，每天30~50次。产后一周开始，可以做仰卧起坐，进一步促进腹部肌肉的恢复。

若产妇身体素质好，产时的疲劳又已消除，会阴部没有伤口，那么可以早一些活动，不过活动量宜逐渐增加。半个月后就可以做一些轻便的家务，如擦擦桌子，简单收拾一下房间等，这有利于增进食欲，减少排便困难。但暂不能做较粗重的工作，如洗衣服、提重物等。

抱孩子注意姿势。由于产后婴儿边吮奶边睡，喂奶时间长，产妇常常维持坐姿太久，而且许多婴儿有日夜颠倒的现象，晚上哭闹不休，整夜抱着走来走去，因此一个月下来腰背部、肘部及手腕疼痛不堪。要避免这些筋骨酸痛现象的产生，产妇抱孩子要注意姿势，腰背要有依靠的地方。

(3)活动要适度：产后任何活动都应逐渐进行，日日坚持，休息与运动交替，下床时间循序渐进，逐渐延长，以感到身体无不适感为原则。有异常情况者，应延迟或暂停锻炼。

如果产妇有心脏病、高血压、严重贫血、难产、手术等，应适当推迟下地活动的时间。总之，每个产妇应根据自己的具体情况，注意劳逸结合，争取早日康复。

2. 产后保健操 妇女怀孕以后，由于胎儿的发育，子宫不断增大，使腹部逐渐膨隆，妊娠后期更为明显，分娩后一时难以恢复。绝大多数妇女在怀孕期体形发生很大的变化，身体变胖，腹部突起，臀部、大腿都胖起来。产后腹壁很松弛。如何尽快恢复体形，是每个产妇都关心的事。如果不加注意，可能在月子里还会胖上加胖，因此每天做几分钟保健体操的重要性并不亚于营养。产后保健体操可以使气血畅通，加强腹壁肌肉和盆底支持组织的力量，预防尿失禁、子宫脱垂等产后疾病，同时可消除腹部、臀部、大腿等部位多余的脂肪，防止臃肿肥胖，促进身体各项生理功能的恢复，保持健美的体形，从产妇美容方面考虑也是不可缺少的。

(1)产后保健操的作用：做产后保健操，重要的是排除影响线条的因素，这包括下垂的乳房、松弛的腹部、增肥的臀部及增粗的大腿，明白这些，可以有的放矢地进行锻炼。只要产妇没有异常情况，就应尽早做，如能坚持锻炼，对体质及体形的恢复均有益。

(2)做产后保健操的注意事项

①征得医生、护士的许可，要在她们的指导下进行。

②配合体力的恢复，从轻微的运动开始，逐渐加大运动量。

③室内空气要新鲜，温度适宜，锻炼时心情愉快，着装宽松。

④饭后不要马上锻炼。

⑤做操之前应排空大、小便。

⑥剖宫产术后从拆线后开始。

⑦会阴切开或有裂伤者，伤口不适，未恢复前，避免进行盆底肌肉恢复的锻炼。

⑧锻炼强度以不过度疲劳为限。

⑨腹直肌分离的人，绑上腹带后锻炼为宜。

⑩须坚持每天锻炼。

另外，体质虚弱、有较严重贫血及其他产后并发症、产褥感染等情况的产妇，不宜急于做产后保健操。

(3)产后保健操的一些基本动作

①腹部锻炼。仰卧位，将双手轻轻放在胸部，两腿并拢伸直，平放在床上，闭嘴，慢慢地做深吸气收腹动作，然后轻轻呼气，也就是运用腹肌，慢而深地呼吸，重复 10 次，每天 2 遍。产后第二天开始做至第四周末。有利于恢复松弛的腹部，增强腹肌弹性(图 1)。

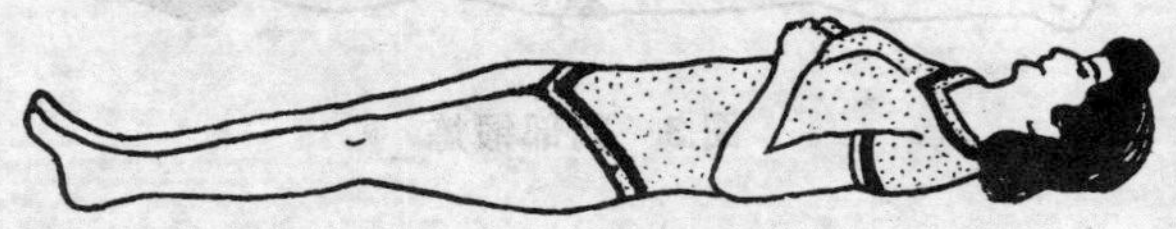

图 1　腹部锻炼

②颈部运动。仰卧位，保持身体呈直线，其他部位不动，抬起头尽量弯向胸部，重复 5 次，每天 2 遍。产后第三天开始做至第四周末。有利于颈部和背部肌肉的舒展(图 2)。

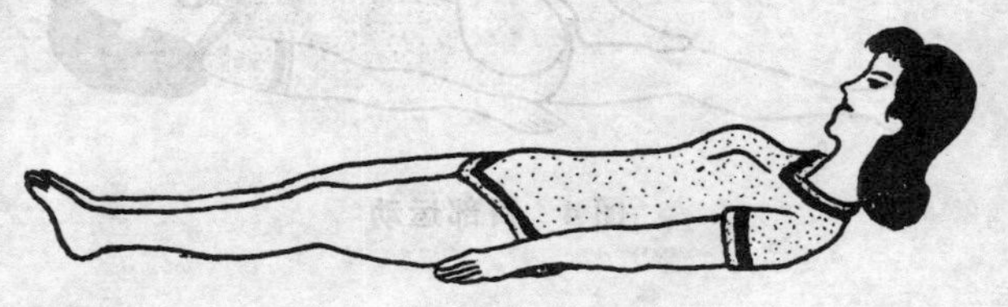

图 2　颈部运动

③胸部锻炼。仰卧位，两手臂左右伸直，上举至胸前，两手掌合拢，然后保持手臂伸直放回原处，重复 5 次，每天 2 遍。产后第三天开始做至第四周末。可增加肺活量，并使乳房恢复较好的弹性(图 3)。

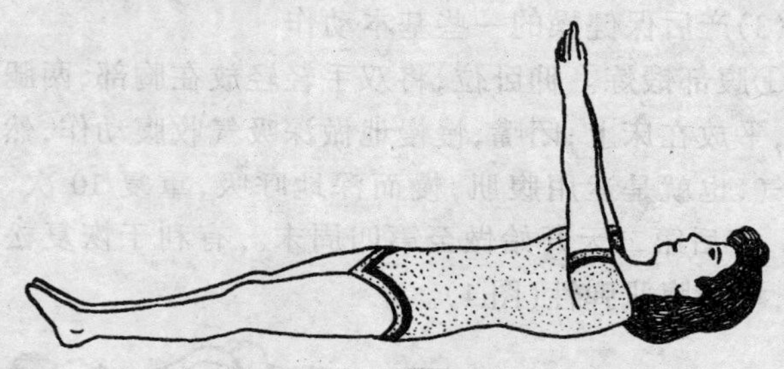

图 3　胸部锻炼

④臀部运动。仰卧位，一侧膝关节弯曲，让大腿尽量靠近腹部，脚尖绷紧，脚跟紧贴臀部，然后伸直放下，左右各 5 次，每天 2 遍。产后第七天开始做至第四周末。可促进臀部和大腿肌肉弹性恢复(图 4)。

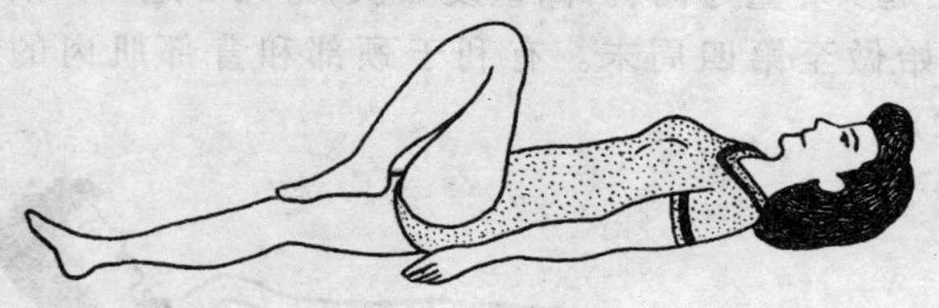

图 4　臀部运动

⑤腿部运动。仰卧位，先将一条腿缓慢尽量抬高与身体垂直，缓慢放下，另一条腿做相同动作，左右交替各 5 次，

共 10 次，可加做将两腿同时抬起的动作 5 次，每天 2 遍，产后第十天开始做至第四周末。可以促进腹部及臀部肌肉的收缩，使腿部恢复较好的曲线（图 5）。

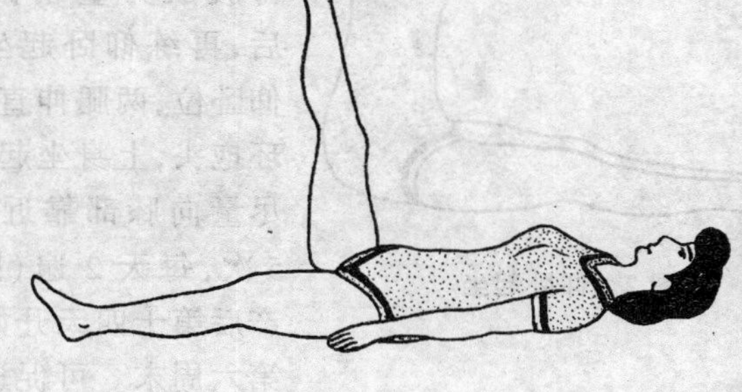

图 5　腿部运动

⑥盆底肌肉收缩运动。仰卧位，屈膝呈直角，两膝并拢，两脚分开，肩部支撑，挺起身体，抬高臀部，同时收缩臀部及盆底肌肉，重复 5 次，每天 2 遍。产后第十四天开始做至第六周末。对盆底肌肉张力的恢复，以及预防子宫脱垂、增强性功能都十分有益（图 6）。

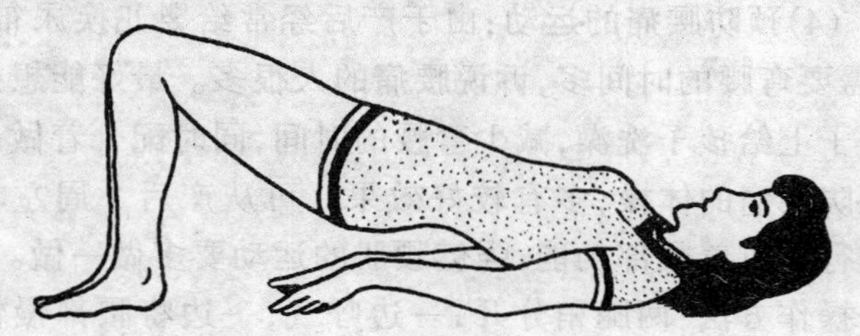

图 6　盆底肌肉收缩运动

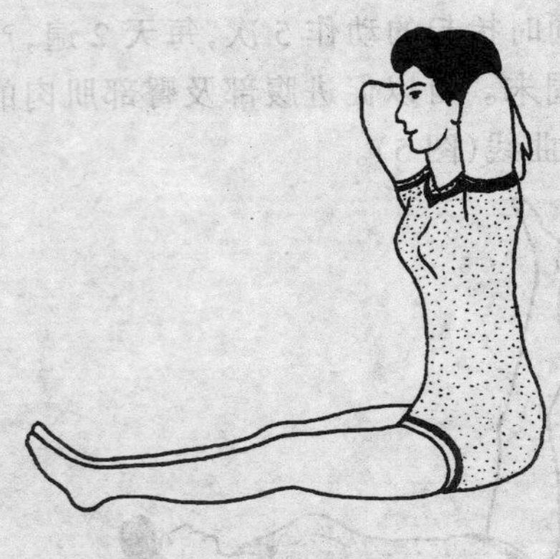

图 7　仰卧起坐

⑦仰卧起坐。先屈膝仰卧，把手伸向身体的前方，起来再慢慢地躺下，产后 1 周开始。待腹肌力量稍微增加后，再练仰卧起坐。取仰卧位，两腿伸直，双手环抱头，上身坐起，肘部尽量向膝部靠近，反复 5 次，每天 2 遍（图 7）。产后第十四天开始做至第六周末。可促进盆底及腹部肌肉的收缩。

⑧膝胸卧锻炼。身体呈跪伏姿势，头侧向一边，双手伏于床上，屈臂，两腿分开与肩同宽，大腿与床面垂直，此动作保持 3 ~ 10 分钟，每天 2 次。产后第十四天开始做，不宜过早进行。若产后身体虚弱，也可用俯卧 30 分钟代替。可以帮助子宫恢复正常位置（图 8）。

（4）预防腰痛的运动：由于产后经常给婴儿换尿布、洗澡，需要弯腰的时间多，诉说腰痛的人很多。最好能想办法在台子上给孩子洗澡，减少弯腰的时间，同时配合着做一做能预防腰痛的体操，多有较好效果。可从产后 2 周左右开始进行。改善腰部功能，强健腰肌的运动要多做一做。

操作方法：两腿稍分开，一边呼气，一边将腰部慢慢地向前弯曲，双手碰到地板。起身，一边吸气，一边将上身慢慢地向后仰，上述动作交替进行。将手举过头顶，向左或向

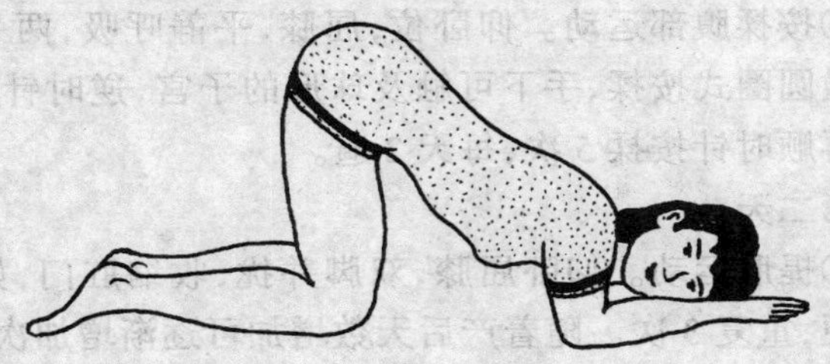

图 8　膝胸卧锻炼

右转动上半身，再向相反的方向转动上半身。俯卧位，手放在背上，上半身和腿向后抬起，坚持 5 秒钟，反复 10 次。站立，使身体向后仰，用力持续 5 秒钟，反复 10 次。

(5)产后保健操的计划安排：产后保健操在分娩后 24 小时即可开始，每天早晨起床前和晚上临睡前进行，每次 15 分钟左右。具体做法随产后天数增加有所变化，可以按产后日期进行，如第一天适合做哪项，第二天适合做哪项，逐日推延。开始运动前，根据自身的节奏，舒展身体是非常重要的。除每天坚持做上述产后保健操的基本动作外，以下各种运动和计划安排可作为锻炼时的参考。

第一天：

①足部运动。仰卧位，双手放在两侧，腿伸直，脚跟着地，脚尖伸直，脚尖向内侧屈曲，使两脚掌相对，脚背伸直，两脚掌相对，以踝部为轴心，双脚做内外活动。重复 10 次，每天 2 遍。

②手指的运动。伸直手臂，用力握拳，然后把手尽量地张开。重复 10 次，每天 2 遍。

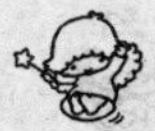

③按揉腹部运动。仰卧位，屈膝，平静呼吸，两手掌在腹部做圆圈式按揉，手下可触及球形的子宫，逆时针按揉5次。再顺时针按揉5次，每天2遍。

第二天：

①提肛运动。仰卧屈膝，双脚并拢，收缩肛门，如同控制排便，重复3次。随着产后天数增加可逐渐增加次数，每天做2遍。如果会阴部有不适感或疼痛，可延迟做此项运动。

②舒展运动。俯卧位，在头部和小腿下垫枕头，采用此种姿势充分舒展、放松休息30分钟。

③仰卧抬头运动。撤掉枕头，双腿并拢伸直，一只手放在腹部，另一只手放在旁边。抬头，使眼睛能看到腹部上的手，稍停后复原。双手各做5次，每天2遍。

第三天：

①腹背运动。仰卧位，深吸气，两臂伸直，两手触碰双膝，保持数秒，然后放松。重复5次，每天2遍。

②下肢运动。仰卧位，双腿伸直，抬起左下肢，大腿与身体成90°角，然后屈膝，使小腿与大腿成90°角，再伸直放平，换右下肢。重复5次，每天2遍。

第四天：

①腹肌运动。仰卧位，双手放在背下，在背部和床面之间留个缝隙。不要屏住呼吸，慢慢地绷紧腹部肌肉，使背部和床面之间的缝隙变小。重复10次，每天2遍。

②骨盆运动。仰卧位，屈膝，双腿并拢，两脚掌平放于床上，双手掌向下平放两侧，双膝先向右侧倒，呼吸一次后放正，再向左侧倒。重复做5次，每天做2遍。

③绷腿运动。脚尖交叉，上边的脚轻轻地叩打下边的脚两三次，然后像绷紧腰部肌肉似地使大腿紧张，两腿内收，猛然绷直到脚尖。保持此状态呼吸 1 次，再缓缓放松，恢复原状。左右各做 5 次，共计 10 次，每天 2 遍。

第五至七天：

①抬腿的运动。仰卧位，屈膝，脚掌平放在床上，使大腿与床面呈直角，呼吸 1 次，抬腿使大腿更加靠近腹部，大腿恢复到与床面呈直角的位置，同时小腿伸直，一呼一吸后放下。两腿交替各 5 次，共计 10 次，每天 2 遍。

②按摩上肢运动。用手掌和手指从上到下按摩上肢的外侧，然后用相同的方法按摩上肢的内侧。左右交替共计 10 次，每天 2 遍。

③扭动骨盆运动。仰卧位，屈膝，脚掌平放在床上，手掌向下平放在两侧，双腿并拢，先向右侧倒，呼吸一次后，再向左侧倒。左右各 5 次，每天 2 遍。

④举落手臂的运动。仰卧位，双手平伸，深吸气，一边呼气，一边两手上举，在胸部上方，手掌合拢，再吸气，同时手臂恢复原状。重复 5 次，每天 2 遍。

3. 产后瘦身 有些产妇原本是窈窕淑女，在产后完全变了样。有人说，生完孩子就是喝水也会胖，但也有些产妇生了几胎仍是能够瘦回来。这除了体质之外，对瘦身的认知其实是关键。不要老是想一朝瘦就享用终身，瘦身是一辈子的功课，从准备怀孕时起，就要注意自己的体质，自孕期、月子期的体重控制，到产后 6 个月的黄金减重期，甚至终身都不能放松瘦身。

(1)关注瘦身：减肥瘦身确实是女性一辈子都关注的话

题，说起来是一个很劳神的事情，但是瘦身不只是让身材好看，更重要的是让身体健康。正因为如此，不管您选择哪些瘦身方法，要记住，健康是最大前提！恢复并保持住产前体形，不是一朝一夕的事情。满意的体形与坐、站、行、走、睡、吃等都有关系，产后瘦身，腰腹部尤为重要，没有腰部曲线，就谈不上好身材。因此，平时更要特别注意腰腹部的运动，坐、站、走都要注意挺胸收腹，平时站立时，要时刻注意提醒自己收腹提臀。松松垮垮地坐着、站着，对保持健美的体形没有好处。

(2)关注孕期体重：女性体重最容易增加的三个时期是青春发育期、孕期和更年期。青春期若能保持标准体重，孕期通常也能保持理想体重。怀孕期间体重上升 12.5 千克左右，产后将容易迅速恢复健康体态。而青春期为标准体重者，其产程进展顺利。婴儿健康的妈妈，常常有孕前、孕后体重保持适宜的共同特点。孕期控制体重的依据是：①孕期体重为产后瘦身之本，怀孕前体重指数(BMI) > 24 或体重 70 千克以上，孕期体重宜适当控制。②怀孕前 BMI > 27 或体重 80 千克以上，在妊娠末期体重尽量不要增加太多。③怀孕前 BMI 值正常的妇女中，超过 1/4 的人孕期体重增加 20 千克，或怀孕 20 周后平均每周体重增加 0.68 千克，这些孕妇在产后 6 个月还会有四成孕期堆积的脂肪无法消耗。

整个孕期体重增加 12.5 千克是合适的，但目前在中国城市，有相当多的孕妇孕期体重增长超过了这一标准，甚至远远超过这一标准。一些孕妇认为，为了孩子要使劲地吃，孩子越大越好。当伴随着孩子成为巨大儿的同时，自己的体重也猛增。

怀孕不是减肥的时机,但孕妇应该注意营养均衡和适量运动,以维持适当体重和体能。怀孕时运动的好处在于可改善体能状况,改善心血管功能,抑制体重增加和脂肪囤积,且有助于产程顺利,减少妊娠并发症的发生。产后3个月是体重下降最快的时间,然后体重下降的速度就会减缓,直到产后6个月。

(3)瘦身食补要适宜:由于坐月子有食补的传统观念,月子期饮食大多含高热能,也容易摄取过多的脂肪和胆固醇,当心腰围大增!产后月子坐得如何,和产后瘦身是有关系的。坐月子的目的,是要让伤口尽快愈合,并使内分泌尽快恢复正常,让身体器官的功能恢复到产前的水平。如果月子没有"坐好",内分泌失调,身体为了调节平衡而降低新陈代谢率,如此一来细胞代谢变慢,不但无法将孕期堆积的脂肪消耗掉,而且会使脂肪堆积更多。若是能利用坐月子的时候瘦身,是最聪明的方式了。刚生完小孩,伤口的愈合以及内分泌的变化,都会使身体处在高代谢率状态,要消耗大量能量,再加上饮食摄取正确,其实不需要过于剧烈的运动,在月子内就会很容易地减重3~5千克。

4. 产后预防发胖五法

(1)心情愉快:产后要保持乐观的情绪,避免烦躁、生气、忧愁、愤怒等不良情绪的刺激。

(2)饮食适度:产后要注意饮食有节,一日多餐,按时进餐,形成习惯。食物构成应以高蛋白、高维生素、低糖、低脂肪为好。

(3)勤于活动:产后早活动,坚持做产后保健操,以减少

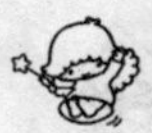

皮下脂肪堆积。

(4)母乳喂养:坚持母乳喂养,不但有利于婴儿生长发育,也可预防产后肥胖。

(5)科学睡眠:产后喂哺婴儿有规律后,一般夜晚睡8小时,午睡1小时,一天的睡眠时间即可保证。睡眠时间过多也会造成肥胖。

八、精神和心理的调整

孩子的降生,远不止多一个家庭成员那么简单,尤其现在大多都是独生子女,孩子从一出生,就被寄予厚望,有时母亲自感重任在肩,又无所适从。养育孩子从不会到会、到熟练,需要一个学习的过程。这一艰辛的过程,需要无限的耐心和爱心,需要不断调整自己。

都说母亲最伟大,可要成为一位真正伟大的母亲并非易事。从做母亲的那天起,就要在自己的性格中不断注入坚强、包容、理智、上进等诸多美德。身为人母、人妻的职业女性,更要有化解周围压力的能力。

由于各种原因,在产后产妇常出现精神和心理的不适应,往往表现为心情烦躁、容易激动、焦虑不安、失眠、情绪低落、忧郁爱哭,即使平时很坚强理智的人,产后也极易为一些小事而伤心落泪。这些情况如果不及时发现,妥善处理,将严重影响产妇的身心健康和育儿。为尽快适应有了孩子后的生活,精神恢复和心理调整是很重要的。遇到问题,不要闷在心里,要多和身边的人交流、沟通,尤其是多向医护人员咨询。

月子期内有一些情绪波动，有一些精神和心理的变化，周围的人要给予理解，亲属要多给予产妇安慰和照顾，切忌都围着孩子转，只顾孩子而把产妇抛在一边。

产妇身边的人要多留意产妇情绪的变化，从多方面主动帮助产妇，比如多讲一些令产妇开心的事，替产妇排忧解难，减轻产妇的精神和心理压力。产妇感到疲劳时，帮助做一做按摩，缓解身体疲劳。

产妇本人对产后精神和心理的变化在产前要有所了解，以使自己能正确对待产后情绪的波动，并加以克服；有时间多和其他新妈妈聊天、交流，减轻心理负担；有意识地放松自己，别把一切精力都放在育儿上。

丈夫要尽可能多陪妻子，经常和妻子进行交流，谈话不要总是以孩子为中心，要多说些对妻子安慰的话。下班尽早回家，让妻子感到有了孩子，丈夫比以前更关心自己。倾听妻子的怨言和担忧的事情，给予劝慰和鼓励，不要随便搪塞过去。让产妇开心快乐，丈夫的作用很重要。

发现有明显的精神和心理异常变化，要及时就医，切不可相信迷信，疑神疑鬼。

初为父母，在兴奋、好奇之余，一定要做好与孩子幸福和谐相处的心理准备。

有一个孩子将是生命中一次令人兴奋的体验，这比其他任何事情都更能改变人的生活方式。从妊娠开始就要学习孕育生命的有关知识，想象对孩子的感觉和了解，形成母子间特有的联系和责任。

生孩子是女性一生都值得回忆的事情，这是积极的、充满成就感的过程，使女性体验成为母亲的快乐。生孩子可

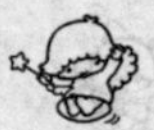

能伴随着痛苦，但生孩子过后，无与伦比的成就感会令人满足，并将对今后的生活产生积极影响。应尽情感受将孩子带到这个世界的快乐，相信自己可以非常出色、完美地完成这项工作。

九、给孩子取名字

孩子出生后，性别一确定，取名字显得很重要，家庭中很多成员都可能参与。市面上关于取名字的书也不少，现在还有取名字软件，给名字打分，但要想取一个满意的名字，似乎很多人都觉得并不那么容易。

现在不太主张取两个字的名字，原因是容易重名。时下取四个字的名字已不足为怪，只是如果不是复姓，有时叫起来有些啰嗦、不太顺口，不过自己喜欢就好。

有些家庭按家谱取名字，通常需要确定的是名字中的最后一个字，看来简单一些。有些父母想找一个独一无二或者对自己有特殊意义的名字，这需要动一番脑筋。

至于取一个传统的名字还是时髦的、非同寻常的名字，要具体对待。坚持传统名字的主要理由是大部分人认可传统名字，采用非同寻常的名字时，要考虑该名字在孩子长大成年后是否仍然合适。

在评价所选择的名字时，有些问题确实需要考虑，如名字中是否有难认的罕见字，整个名字读起来是否顺畅，名字的谐音是否会使孩子感到尴尬，名字是否适合孩子的性别等。

要特别提请注意，一些缺乏阳刚之气的名字，最好不要用于男孩子。另外，不要使用小名或别名作为孩子的法定名字，当孩子成年后，这样的名字通常会不合适。

取一个父母和孩子在一生中都感到合适、满意的名字是最理想的。上户口之前一定要定夺好，不然上了户口后，再改名字很麻烦。

换个角度想，名字实际上就是一个代号，只要好叫，差不多就行了，不必费太多的心思。名人、明星也常常是出了名后，大众听多了，听熟了，才觉得名字好听而已。

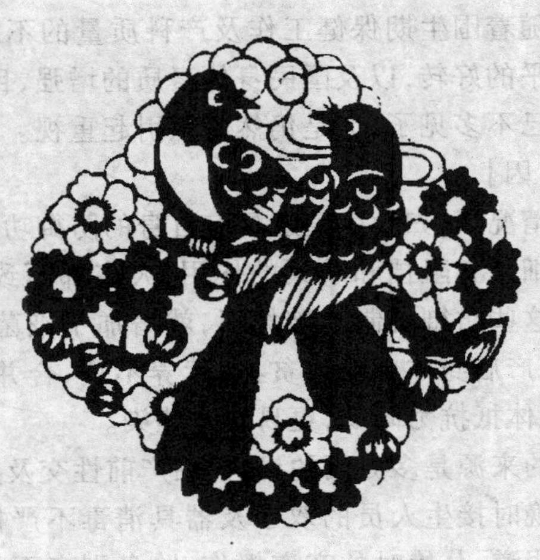

第四章　月子里常见病症的处理

一、产褥感染

产褥感染是由于细菌侵入生殖道，在产后引起的局部或全身感染，俗称为月子病。产褥感染是产妇月子里比较容易患的又比较严重的疾病，也是引起产妇死亡的主要原因之一。随着围生期保健工作及产科质量的不断提高，人民生活水平的好转，以及国民身体素质的增强，目前严重的产褥感染已不多见了，但是仍然应该引起重视。

【病　因】

正常情况下，妇女生殖道具有自身的防御功能，如宫颈粘液栓对细菌有阻挡和杀灭的作用，大多都不致病。但是当分娩时这些防御机制被破坏了，就增加了细菌侵入的机会，再加上产后身体虚弱或贫血、营养不良、合并各种慢性病等，使机体抵抗力降低，更易导致感染。

感染的来源是多方面的，比如临产前性交及盆浴，胎膜早破或分娩时接生人员的双手及器具消毒不严格，可以把细菌带入阴道；分娩时的产道损伤、胎盘剥离面的创伤，给细菌迅速、大量的繁殖创造了条件；产妇身体其他部位，如消化道、呼吸道、泌尿道等存在的病原菌或感染灶，细菌可以通过血液引起生殖道感染；产后不注意卫生，也给细菌的侵入和繁殖打下了基础，增加了感染的机会。

【表　现】

根据细菌种类的不同、毒性的大小、机体抵抗力的强弱及感染的程度不同，其临床表现也不一样。

常见的有会阴或腹部伤口红肿、疼痛、硬结、脓性分泌物及拆线后伤口裂开，也有的因刺激而引起尿频、尿痛，或阴道粘膜红肿、溃烂，伴低热。只要及时治疗，炎症很快就会消退。

如果细菌由胎盘剥离面侵入，会引起子宫内膜炎、子宫体炎、子宫周围组织炎、盆腔炎。细菌毒力较弱，而产妇抵抗力强时，症状较轻，炎症局限于子宫内膜，产妇会感到头痛、发热、食欲欠佳、小腹疼痛，恶露增多呈土褐色有臭味，体温常在 38℃左右。如果治疗恰当，坏死的内膜组织就会在 1～2 周内剥脱，由新生的内膜组织代替而痊愈。

细菌毒力强而产妇抵抗力弱时，则炎症蔓延，症状加重，产妇感到小腹剧痛、恶露腐臭、全身不适、寒战、高热不退，体温可达 40℃。如未得到控制，会引起盆腔腹膜炎及弥漫性腹膜炎症，除高热、寒战外，腹痛会更加剧烈，并出现恶心、呕吐、腹胀，下腹部有明显的压痛和反跳痛（按压腹部抬手后出现疼痛），有时神志恍惚，少数人会发生败血症、毒血症、中毒性休克。如不及时抢救，会因体力过度消耗，全身衰竭而死亡。

当胎盘附着处子宫壁的血栓感染时，会引起盆腔的血栓性静脉炎和下肢血栓性静脉炎，发生于产后 1～2 周。当发生子宫内膜炎时出现高热、寒战交替发作，下腹部持续性疼痛；或者出现不明原因的低热，心跳加快，下肢肿胀、疼痛、皮肤变白，称为股白肿。甚至可以引起脓毒血症，往往持久不愈，导致严重的后果。

【处　理】

产褥感染应以预防为主，注意孕期卫生和保健，积极治疗慢性病和原有的感染病灶，纠正贫血。妊娠晚期及产后42天避免盆浴，禁止性交。分娩时要尽量多吃东西、多饮水、多休息，以增强机体抵抗力。当发生胎膜早破、产程延长、产道损伤、产后出血时，要及时进行抗感染治疗。产后更要注意个人卫生，保持会阴部清洁，尽早下地活动，避免尿潴留影响子宫收缩而致恶露瘀滞。还要加强营养和锻炼，以增强体质。

如果发生产褥感染，应该采取半卧位，这样有利于恶露的排出，并且可以使炎症病变局限于盆腔最底部。要积极配合医生及时、彻底的治疗，以防炎症的扩散和留下后遗症。

特别是当产妇出现头痛、发热等不适症状时，千万不要自以为感冒而被忽略，一定要去医院检查，判断是否发生产褥感染。

二、产后子宫复旧不全

子宫是产褥期变化最大的器官。正常情况下，由于子宫的收缩和缩复，体积会明显缩小，一般在产后5～6周恢复到非孕期的状态。但是产后子宫的缩复与产妇的年龄、分娩的次数、分娩的方式、身体的状况、是否哺乳等都有一定的关系。如年龄大、分娩次数多、产程长、难产、身体虚弱等，子宫缩复得就慢。相反，缩复得就快。产后喂奶会促进子宫的复旧。

【病　因】

当子宫蜕膜剥离不全，子宫内有胎盘、胎膜的残留，胎盘面积过大，产褥感染，合并子宫肌瘤，子宫过度后倾、后屈，产后尿潴留等都会影响子宫的复旧。

【表　现】

子宫复旧不全时，产妇会感到下腹坠胀、腰痛，血性恶露持续时间延长、量明显增多，甚至会出现子宫大量出血。恶露浑浊伴臭味，血性恶露停止后会有脓性分泌物流出，也有恶露极少而腹痛剧烈者。子宫增大，质地软，有压痛。

【处　理】

如果出现这些情况，应及早就医，积极治疗。产后及时排尿，防止膀胱过度充盈。应采取侧卧位，避免长期仰卧位，子宫后位者要做胸膝卧锻炼，每日 2 次，每次 15 分钟，以纠正子宫位置。口服益母草膏或益母草冲剂、生化汤，以促进子宫的缩复。产后出血时间长而且量多，经 B 超检查子宫内有残留物时，应刮宫清理宫腔，并进行抗感染治疗。

三、产后腹痛

有的产妇在产后仍然感到腹痛，这是由于产后子宫收缩引起的。子宫收缩时，使血管狭窄，血流受阻，组织缺血缺氧，神经纤维受压，所以产妇会感到疼痛。子宫收缩停止后，血管畅通，血液流动，组织得到血液及氧气的供应，神经纤维解除挤压，疼痛消失。一般情况下，这种过程大约持续

1～2天。

初产妇因为子宫纤维比较紧密，子宫收缩不甚强烈，容易复原，并且复原所需要的时间也短，疼痛不太明显。经产妇由于多次妊娠，子宫肌纤维多次被拉长，复原也比较困难，疼痛时间相对延长，疼痛程度比初产妇剧烈一些。

如果疼痛时间超过1周，并且为持续性腹痛，或者伴有恶露量多、颜色暗红有血块，且有腐臭味，要想到有盆腔炎症的可能，应该请医生检查治疗。

四、子宫脱垂

子宫脱垂就是子宫从正常位置沿着阴道下降，甚至脱出阴道口外。目前子宫脱垂已很少发现，但仍然应该加强预防，进一步减少该病的发生。

【病　因】

造成产妇产后子宫脱垂的原因有急产，即从规律宫缩至胎儿娩出不到3小时。由于盆底组织和阴道肌肉未经逐渐的扩张，就被突然的、强大的胎头压迫并撕裂，又没有及时修补，分娩后盆底支持组织未能恢复正常。

造成产妇产后子宫脱垂的原因还有滞产，由于胎头对阴道及盆底组织的压迫时间过久，使组织缺血受损，失去了盆底组织的支持，就会造成子宫脱垂。

此外，造成产妇产后子宫脱垂的原因尚有产后便秘，产后咳嗽，持续下蹲动作，产后下床劳动过早、过重，使腹压增加，引起子宫脱垂。

【表　现】

子宫脱垂根据程度不同，有轻、中、重度之分，或者分为Ⅰ、Ⅱ、Ⅲ度。

轻度（Ⅰ度），大多数产妇没有什么不适感，有的可在长期站立或重体力劳动后感到腰酸、下坠。

中度（Ⅱ度），子宫颈及部分子宫体脱出阴道口。

重度（Ⅲ度），产妇会感到下腹、阴道、会阴部有下坠感，伴腰酸背痛，自觉有块状物从阴道脱出，行走或劳动后更加明显，卧床休息后可以恢复。有的需要用手帮助回纳复位，站立时又会掉出来。

如果子宫脱垂伴膀胱膨出，会出现尿频、排尿困难、尿失禁等症状。子宫脱垂伴直肠膨出，会发生排便困难。如果脱出部分充血、水肿、肥大、流黄水，则不容易回纳，影响行动，非常痛苦，应及早去医院就诊。

【处　理】

子宫脱垂与孕期、分娩、产后调养有密切关系，因此要做好孕期保健，分娩时与医生配合好，使产程进展顺利，产后采取有效的预防措施。

产后要充分休息，避免过早参加体力劳动，如肩背、挑担、手提重物、上举劳作、长期下蹲等。保持大便通畅，防止便秘，绝对禁止用力排便。注意防寒保暖，预防感冒咳嗽，如有慢性咳嗽要积极治疗。做好产后保健操，加强盆底组织的支持力量。

已发生子宫脱垂应绝对卧床休息，多食益气升阳补血的药膳，如人参粥、参芪粥、人参山药乌鸡粥、人参肘子汤、黄芪羊肉汤等。口服补气升提的药物，如补中益气丸，或针

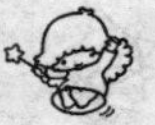

灸百会、关元、中极、三阴交等穴位。使用子宫托，严重者要考虑手术治疗。

五、晚期产后出血

产后24小时以后的阴道大量出血称为晚期产后出血。往往发生在产后1周左右或者更晚一些，出血量可以很多，甚至达到休克程度，虽然发生率不高，但绝对不能忽视。

一般来说，晚期产后出血发生在产后10天左右，大多为胎盘、胎膜的残留，或副胎盘的滞留，刮宫、应用宫缩剂并预防感染可以治愈。如发生在2周左右，主要是胎盘附着部位的子宫复旧不良引起的，加强子宫收缩，大多数出血都会停止。

如果是剖宫产术后2~6周突然阴道大量出血，应想到子宫切口愈合不良或者切口裂开，后者情况严重，往往保守治疗无效，有的需要切除子宫。

因此，当产后阴道出血持续不净或突然大量出血时，要及时去医院就诊，查明原因，进行恰当的治疗，以免延误病情，留下终身的遗憾。

加强围生期保健，避免产褥感染，增强机体抵抗力，可以降低晚期产后出血的发生率。

六、产道血肿

【病　因】

分娩过程中子宫收缩过强，胎儿娩出过快，或者产程延长，盆底组织受压过久，会阴过度延伸以及会阴切开手术，阴道助产手术等都可以引起产道血肿的发生。尤其是妊娠高血压综合征患者，由于血管脆性增强，凝血功能受损，发生血肿的可能性也会增加。

【表　现】

发生产道血肿时，产妇会感到疼痛，根据血肿的部位和大小不同，疼痛的性质也不相同。如发生在会阴部会感到剧烈胀痛，犹如组织被撕裂一样；如发生在盆腔会感到膀胱或直肠处有难以忍受的压迫感，并引起排尿困难或有便意感及剧烈腹痛。血肿大时表面呈紫蓝色，可以突出外阴部或阴道内。如果血肿未及时发现，可以形成较大的阔韧带血肿导致休克。

【处　理】

产道血肿一般发生在产后几小时、几天至 1～3 周内，以产后 1 周左右为多。当产后感到外阴部剧烈疼痛、肛门坠胀、排尿困难或腹痛时，应找医生检查，以便及早发现，及时处理。

一旦血肿形成，应立即在麻醉下切开血肿，取出血块，缝扎出血点，或局部压迫止血，止血一定要彻底。

七、会阴伤口疼痛

分娩时，为了让胎儿顺利娩出，医生往往给产妇行会阴切开术。因为切开前做了局部麻醉，所以切开时并不会感觉很痛。但是当麻醉药物的作用消失后，产妇便会感到伤口疼痛，一般 24 小时后，疼痛会逐渐减轻。拆线前伤口会有不适的感觉，尤其是坐位时，或大小便时可能还会感到疼痛，拆线后一般都会好转，产妇无须恐惧和紧张。

对疼痛比较敏感的产妇，为了减轻会阴伤口的疼痛，可以适当服用止痛药，从产后第七天开始每天用1∶5 000的高锰酸钾溶液坐浴15～20分钟，每日2次。并同时采用物理治疗的方法，如波姆、频谱等照射，以促进血液循环，软化伤口的瘢痕。如果伤口疼痛明显，并且有逐渐加重的趋势，触之有硬结，或有脓性分泌物及发热，应该去医院就诊，及时处理。

八、产后贫血

【病　因】

产后贫血是由于怀孕期间贫血未能得到纠正，分娩时及分娩后又有不同程度的出血，使原有的贫血加重；或者怀孕期间不贫血，分娩时出血过多而产生了贫血。

【表　现】

贫血会使人感到缺乏食欲、全身乏力、头晕、胸闷、心慌等。贫血时抵抗力下降，容易导致产后感染，会阴或腹部伤口愈合缓慢。重度贫血还会产生许多并发症，因此要引起重视，积极治疗。

【处　理】

轻度贫血（血红蛋白在90克/升以上），可以通过调整饮食、补充营养来纠正，多吃一些含铁及叶酸的食物，如动物内脏、鱼、虾、蛋、谷类、花生、红枣、绿色蔬菜等。

中度贫血（血红蛋白在60～90克/升），除改善饮食、加强营养外，还要应用抗贫血药物，如口服富血铁、叶酸、当归补血丸，肌注右旋糖酐铁等。

重度贫血（血红蛋白在 60 克/升以下），仅靠食物和药物往往恢复较慢，可以按医嘱，少量多次输血，使产妇尽快恢复，以免留下后遗症。

九、产后尿潴留

正常情况下产妇在产后 4～6 小时应该自行排尿，假如产后 8 小时仍然不能排尿，或者有不能排干净的感觉为产后尿潴留。

【病　因】

膀胱和尿道正好在胎儿娩出通道的附近，由于产程延长，胎儿对膀胱和尿道的压迫时间过久，膀胱、尿道粘膜充血、水肿，甚至尿道口闭塞，使膀胱反射功能消失；会阴伤口的疼痛会导致尿道痉挛，因此产生尿潴留。个别产妇精神紧张，对卧床排尿不习惯以及麻醉药物的应用，都可以加重排尿困难引起尿潴留。

【表　现】

产后 6 小时以上不能自行排尿或总有尿不净的感觉。

【处　理】

避免发生尿潴留，预防最重要。产程中要及时排尿，防止膀胱过度充盈。产后短时间内喝 600～900 毫升水，使膀胱很快充盈产生尿意，及时排尿。

如果排尿不畅或仍然不能排尿，可以打开水管听听流水声，用温热水冲洗会阴，解除尿道括约肌的痉挛，诱导排尿反射。或者热敷外阴及下腹部,促进膀胱血液循环,增强膀胱收缩力,使尿液排出。剖宫产术后的产妇可由家人协助下床蹲位排尿,一般来说都能自行排尿。为促进膀胱肌肉的收缩,可用针刺关元、气海、三阴交等穴位,或新斯的明0.5毫克肌内注射。也可取中药沉香、琥珀、肉桂各0.6克,开水冲服。

以上方法不能见效时应请医生给予帮助,消毒后导尿,并留置尿管24~48小时,使膀胱充血、水肿消退,张力得以恢复,就能自行排尿了。

十、产后尿失禁

【病　因】

分娩时,胎儿先露部通过产道,使盆底韧带、肌肉产生过度伸展作用,特别是初产妇及产程施以手术者,如臀位牵引、产钳、胎头吸引等,可以直接损伤盆底软组织。若产后体力不佳、持续咳嗽、大便困难,均可增加腹压,会影响盆底组织复旧。由于尿道膨出,尿道内压力相对减低,盆底支持组织松弛,膀胱颈下降,尿道相对变短变宽。会阴部肌肉组织的损伤,影响了尿道外括约肌的功能。以上这些原因都可导致尿失禁的发生,并且随着产次的增加而加重。

【表　现】

这类产妇产后往往在咳嗽、打喷嚏、负重站立等情况下,不能控制排尿,一般仅溢出少量尿液,个别也有一旦失禁则无法控制,而将尿液全部排完。如果产后不引起注意,会遗留至长期不愈,并且有逐渐加重的趋势。

【处　理】

重在预防。首先要做好产前保健,正确处理分娩,不到子宫口开全就不要过早的用力。会阴切开或有裂伤时,要配合医生及时修补。产后避免过早负重和增加腹压,做好产后保健操,促进盆底组织的修复。

一般在产褥期引起重视,正确对待,病情都会逐渐减轻以至自愈。如果产褥期内未愈者,以后可以手术修补。

十一、产后泌尿系感染

产褥期发生的泌尿系感染,以肾盂肾炎多见,其次是膀胱炎。

1. 急性肾盂肾炎的表现和处理　急性肾盂肾炎常常在产褥期发生,大多是双侧的。如为单侧,则右侧多见,因为妊娠时右侧输尿管受压较重,加之产妇抵抗力降低时更容易发作。急性肾盂肾炎发作时,有寒战、高热,体温可达39℃以上,脉搏加快,并出现呕吐,一侧或两侧腰痛,疼痛会沿着输尿管的方向向膀胱部位放射,或者表现为下腹部疼痛。还伴有尿频、尿急、尿痛等症状。腰部有压痛或叩击痛,尿液浑浊。

应该卧床休息,向健侧卧位,有利于患侧尿液的流出。患侧可以进行热敷。多饮水增加尿量,保持大便通畅。腰痛严重者,可在腰部行普鲁卡因封闭。应用抗生素及中医中药治疗。

2. 膀胱炎的表现和处理　膀胱炎多发生于产后尿潴留,产时尿道损伤也有利于细菌自外界侵入膀胱。

膀胱炎的典型症状为尿频、尿痛，尿急较轻，很少有全身症状。可以应用抗生素或中药导赤散治疗。因为产妇产后尿量增加，排尿量大，对膀胱起到冲洗的作用，故容易治愈。但是如果处理不当，感染会向上扩展导致肾盂肾炎。

十二、生殖道瘘

【病　因】

由于难产、胎头嵌顿至分娩延迟，尿道壁、膀胱壁及直肠壁受到较长时间的压迫，血液循环受阻，组织坏死，当坏死组织脱落后便形成了尿道阴道瘘、膀胱阴道瘘、直肠阴道瘘。随着难产率的降低，生殖道瘘的发生也大大地减少了。

【表　现】

发生生殖道瘘时，尿液及大便经常自瘘管漏出，以致外阴及大腿内侧常出现糜烂和湿疹，给妇女带来极大的痛苦。因此要以预防为主，积极减少瘘管的发生。

【处　理】

认真做好产前检查，正确处理分娩，如分娩后即出现血尿，考虑膀胱壁已经高度受压，为避免尿瘘的形成，应留置尿管，并且应用抗生素控制感染。

生殖道瘘新鲜者可在产后及时进行修补，无感染的瘘，争取在产后48小时内修补。已感染者，需经3~6个月后，局部炎症消退，组织反应转为正常以后，再施行手术修补。

十三、痔　疮

【病　因】

怀孕以后，随着胎儿的长大，子宫逐渐增大，腹压也增高。由于腹压的增高和增大子宫的压迫，使静脉回流受阻，而造成静脉曲张，妊娠晚期明显加重。分娩时，孕妇较长时间地向下用力，更促使了静脉淤血。产后便秘对肛门的刺激，也会引起痔疮发生，痔核脱出，或原有痔疮加重。

【表　现】

痔疮严重时会使局部水肿、疼痛，大便时出血，有的产妇害怕疼痛而憋着大便，引起便秘，使痔疮更加恶化，形成恶性循环，感到十分痛苦。

【处　理】

一旦发生痔疮后，可以用温热的湿毛巾局部外敷；或每天用温热的高锰酸钾溶液(1:5 000)坐浴 2～3 次；或者用中药外洗，(中药方：芒硝 30 克，明矾 15 克，五倍子 15 克，黄柏 9 克，煎水 1 000 毫升，先熏后洗)，洗后擦干，外涂一些痔疮膏。

痔核脱出时应用温水清洗干净，用手轻轻回纳，并用会阴垫托起会阴以免再次脱出。排便时要放松，保持大便通畅，避免干结。要坚持做收缩肛门的运动，避免过久站立与下蹲，应该相信痔疮是可以治愈的。

预防痔疮的发生，首先要防止便秘，并要避免过度的疲劳。

十四、产后便秘

【病　因】

产后由于内分泌的变化，肠蠕动减弱，同时腹壁松弛，收缩力降低，再加上产妇在月子里往往卧床时间长，下地活动少；出汗多而喝水少，肠内水分也少；饮食中无渣的高蛋白食物多而蔬菜、水果少，体内就缺乏了刺激肠蠕动的纤维素；会阴伤口的疼痛，不敢用力排便，于是造成大便干结，发生便秘。

【表　现】

大便干结，排便困难。

【处　理】

为了预防产后便秘的发生应该适当的尽早下地活动，不要长时间卧床，卧床时也要勤翻身，这样可以促进肠蠕动。

注意调整饮食，多饮水，多喝汤，要粗细搭配，荤素掺杂，多样化。多吃新鲜蔬菜、水果，尤其是富含纤维素的食物，少吃辛辣带刺激性的食物。有的产妇产后吃鸡蛋过多，这是不可取的，因为鸡蛋太细腻，食物残渣少，排便的量和次数就会减少，容易出现排便困难。

另外，每天坚持做 1～2 次缩肛运动，每次 10 分钟左右，提高肛门括约肌的功能。

还要保持精神愉快，心情舒畅，避免不良的精神刺激，因为不良情绪可以使胃酸的分泌量减少，肠蠕动减慢。

要养成定时排便的良好习惯。

大便困难，还有一些方法可以防治，如每天早晨起床后，用少量香油加蜂蜜 30～60 毫升调匀，温开水冲服。番泻叶 6 克开水浸泡，加红糖适量，代茶频繁饮用。香蕉用热水泡后食用。早晨起床刷牙后，马上喝一杯凉白开水，促进肠蠕动，方法简便，也可奏效，不妨试一试。

如果大便已干结，切忌强行排便，可以口服润肠片。想便而排不出大便时，将开塞露或甘油栓挤入肛门帮助排便，避免造成肛门裂伤。

十五、产后肛裂

产妇在产后肛裂的发生率很高，尤其是便秘的产妇，往往同时出现肛裂。

【病　因】

肛裂是肛管内的齿状线下部反复受损和感染，导致皮肤全层裂开，因未得到及时处理，于是裂口处便形成了一种慢性感染性溃疡，虽说不算大病，但是会造成肉体上的痛苦和精神上的负担。

【表　现】

发生肛裂后排便时出血，但出血量不多，有的大便表面带有血迹，有的便后滴几滴鲜血，也有的仅手纸上遗留少许血迹。同时伴有肛门撕裂样痛或烧灼痛，便后数分钟可缓解。肛裂使产妇不敢用力解大便，粪便在大肠内停留过久而干结，又形成了便秘。

【处　理】

发生肛裂后，每天都要进行局部清洗坐浴，尤其是排便后，以防止伤口感染，促进伤口尽快愈合。疼痛较重者，可以用1%的普鲁卡因局部封闭，久治不愈者，手术治疗。

为了减少肛裂的发生，预防最重要。每次排便后可用温水轻轻擦洗肛门，保持肛门清洁，养成良好的卫生习惯。避免久坐不动，以防肛门血管淤血，肛周组织水肿，造成损伤。多做提肛运动，促进肛门周围的血液循环，增强肛门括约肌的收缩力。调整饮食结构，保持大便松软通畅，防止发生便秘。

十六、产后盆腔静脉曲张

盆腔静脉曲张，是指盆腔内长期淤血，血管壁的弹性消失，血流不畅，静脉纡曲怒张的一种病症，常常好发于体质虚弱的产妇。

【病　因】

造成产后盆腔静脉曲张的原因，主要是妊娠期间增大的子宫压迫盆腔血管，使血液回流受阻，引起淤血。产后调养不当，盆腔血管复旧不良，又加重了盆腔的淤血。产后久蹲、久坐、久立，长期便秘等，更促进了盆腔淤血，形成盆腔静脉曲张。

【表　现】

由于盆腔静脉曲张，血液循环不畅，产妇会感到下腹疼痛、坠胀、恶露量大、白带增多，也可以出现尿频、尿急、腰酸、腰骶部坠痛等现象。

【处　理】

为了防止该病症的发生，产后应注意卧床休息，以侧卧位为好，并可随时变换体位。有可能的话，卧床时可以采取头低脚高位。要避免长期下蹲、久立、久坐的姿势。保持大便通畅，以防发生便秘。

如果经医生检查确诊为盆腔静脉淤血，就要进行必要的治疗。最简单的方法是按摩，用手掌在下腹部做顺时针和逆时针的圆形按摩及骶尾部的上下按摩。每天 2 遍，每遍 20 次。

缩肛运动对预防和治疗很多产后疾病都有一定意义，每天做收缩肛门运动 5～6 遍，每遍 10～20 次。

腰骶部运动也会有效。平卧床上，两脚踏床紧靠臀部，两手臂平放在身体两侧，然后腰部用力，将臀部抬高、放下。每天做 2 遍，每遍 20 次，并可逐渐增加。

下蹲运动有很好的预防和治疗作用。手扶桌边或床边，两脚并拢做下蹲、站立运动。每天 2 遍，每遍 5～10 次。

还可以应用活血化瘀、芳香理气的中药热敷，如川芎、乳香、广木香、小茴香、路路通、红花等各 15 克，炒热装入布袋中，敷于下腹部及腰脊、骶尾部。

如果症状严重，除上述方法外，可以采用胸膝卧位。即胸部紧贴床，臀部抬高，大腿必须与小腿呈直角。每天 2 遍，每遍 15 分钟左右。坚持下去，症状很快就会缓解。

十七、产后中暑

产妇在妊娠期间体内潴留了相当多的水分，产褥期尤其是产褥早期除了增加尿量外，还要通过大量排汗将这些多余的水分排出体外，常常可以看到产妇的头发、衣服、被

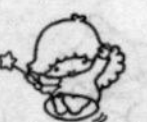

褥等被汗水浸湿，当然这也是散热的一种重要方式。

【病　因】

在潮湿炎热的夏季，外界气温高于35℃时，居室内被闷热环境笼罩，假如产妇深居卧室，关门闭窗，头上戴着帽子，身上盖着被子，穿着长衣、长裤，并扎紧袖口、裤脚，使本来虚弱的产妇出汗散热途径受到严重的影响，导致体温中枢调节功能障碍，于是高热不退，水、电解质代谢发生紊乱，神经系统功能遭到损害，这就是中暑了。产褥感染的产妇更容易发生产后中暑。

【表　现】

按产后中暑的表现，分为以下三个阶段：

先兆中暑：产妇口渴、多汗、头晕、眼花、心慌、胸闷、疲倦、无力等，如果得不到及时处理就会继续发展。

轻度中暑：体温上升、面色潮红、无汗、皮肤干燥、全身布满痱子、恶心、呕吐、胸闷加重、呼吸变快、脉搏加快等，再不处理则更加严重。

重度中暑：体温继续上升至40℃以上，可出现昏迷、谵妄、抽搐、呕吐、腹泻、脉搏细数、呼吸急促、血压下降、面色苍白、皮肤灼热可伴有出血点、瞳孔缩小及反射减弱或消失，陷入虚脱，若仍然未得到积极抢救，数小时内即可呼吸、循环衰竭而死亡，即或幸存，也会留下严重的神经系统后遗症。

【处　理】

避免发生产后中暑，以预防为主。破除旧习惯，居室一定要清洁卫生，通风换气，保持适当的温度和湿度。但产妇要避开“过堂风”，可以使用扇子，不宜吹电扇（用电扇时，不能直接对着人吹)。注意个人卫生,常擦澡,身体状况好可以洗淋浴。勤换衣服,衣服不要穿得太多,被子不要盖得太厚,不要穿不透气、不散热的化纤衣服。多吃易消化、有营养的稀薄食物,多吃水果、蔬菜,尤其是西瓜有降温、利尿、补充水分的作用。多喝水,喝绿豆汤可以解暑。

当出现先兆中暑的症状时,应将产妇移至通风阴凉处休息,补充水分和盐类,口服十滴水或藿香正气水(片),会迅速好转。

症状严重时要到医院检查,配合医生,积极治疗、抢救,千万不可延误。

十八、产后抑郁症

【病　因】

“十月怀胎,一朝分娩”,当产妇经历了妊娠、分娩这一过程后,整个身心会发生很大的变化。由于产后雌激素和孕激素的下降,调节情绪变化的儿茶酚胺减少了,内分泌调节处于不平衡状态,产妇的心绪及感情非常敏感,很容易发生情绪的波动。另外,分娩的疲劳,难产、失血过多、伤口疼痛、产褥感染的干扰;对抚育婴儿的焦虑和担忧,对担任母亲角色的不适应;对婴儿性别和健康状况、住房条件、经济状况等各方面的忧虑,都会引发产后抑郁症。

【表　现】

产后抑郁症大多在产后 1 周内发病,初起是一过性的忧郁状态,言语迟钝、情绪低落、饮食减少、流泪悲伤、失眠、注意力难以集中等,如果能在丈夫和家人的关爱下,经过自身心理的调节，几天后症状会自行消失。如果得不到妥善处理，个别产妇会出现精神障碍，可有明显的焦虑、严重的自卑感和罪恶妄想，对新生儿产生厌恶，偶尔有杀害婴儿或自杀者，酿成不堪设想的后果，所以不能忽视。

【处　理】

为了预防产后抑郁症的发生，重要的是调整好产妇的情绪，而且以自我调整为主。妊娠期就应该了解产后身心将发生的一系列变化，学习和掌握一些护理和养育新生儿的知识、技能，使自己在产后能很快适应角色的转变。产后要注重自我心理调节，善于抒发自己的感受，有烦恼要向丈夫和亲人倾吐，有困难就向家人及医务人员求助。还要安排好自己的饮食起居，保证充分的睡眠和休息，避免过度疲劳。

家人和丈夫一定要对产妇多加照顾，尽量创造一个舒适、清洁、安静的环境。分娩过程中要给予心理上的关爱，行动上的支持，消除紧张、惧怕的心情；产后要注意产妇情绪的变化，多加体贴，主动帮助产妇解决问题，耐心听取产妇的倾诉，使产妇充分感受到家庭的温馨和幸福，以及小宝宝的到来所给予的快乐和喜悦，顺利地度过人生的这一重要阶段。

十九、产后手足麻木疼痛

【病　因】

产后常出现手指及足跟部疼痛的现象，是因为内分泌的变化，使妇女手部的肌肉及肌肉的力量和弹性出现不同程度的下降，关节囊及关节周围的韧带张力减低导致关节松弛和功能降低。

如果产后过早、过多地从事家务劳动，过久地抱孩子，或者遇到风寒，接触凉水，会使关节、肌腱、韧带负担过重，引起手腕部及手指关节疼痛，而且经久不愈。

足跟部有坚韧的脂肪垫，对身体的压力和行走时的震动能起到缓冲作用。但是产妇在坐月子期间，活动减少了，甚至很少行走，足跟部的脂肪垫就变的薄弱了。当满月以后下床活动增多，脂肪垫也会产生充血，以致造成足跟部的疼痛。

【表　现】

产妇感到手指或足跟部疼痛，拿东西或走路时加重。

【处　理】

产后充分休息，并不是说长期卧床，如无特殊情况应该及早下地活动、散步，做好产后保健操，可以避免产后手足疼痛的发生，也有利于产后身体的康复。

如果因受凉而引起的手足麻木疼痛，可以局部热敷、理疗、贴伤湿止痛膏，或扶他林软膏外涂痛处。手臂麻木者取臂穴（锁骨上窝内 1/3 与外 2/3 交界处向上 1 寸）按压，手法由轻到重，产妇有电麻传导感，并向手指尖放射为有效。腿脚麻木可取足三里、三阴交等穴位按压，每个穴位按压 3～5 分钟。较重者按医嘱进行药物治疗。

如果因为机体钙质缺乏造成的大腿抽筋及手脚麻木疼痛可以适当补充钙剂。要多吃鱼、肝、瘦肉、木耳、蘑菇等含钙多的食物。

二十、产后手腕痛

【病　因】

产后手腕痛也叫桡骨茎突狭窄性腱鞘炎。日常生活中由于频繁地使用手部，使肌腱在腱鞘内来回滑动，引起腱鞘充血、水肿、增厚和粘连，从而导致了狭窄性腱鞘炎的发生。产妇在产后内分泌起了一系列的变化，再加上虽然不做重体力劳动，但长期从事一种单一的劳动，如洗衣服、洗尿布、抱孩子等，尤其是使用凉水，就容易造成手腕疼痛。

【表　现】

产妇感手腕部酸胀疼痛，严重时腕部活动受限。

【处　理】

产妇应该合理的安排家务劳动，避免重复性劳动的时间过长。当感到手腕酸胀时，要注意休息，并避免凉水洗涤，同时用两手交替按摩手腕部，直至不适感消失。

可以用红花油涂于患处，轻轻揉搽，一日 4～6 次，或者做局部热敷。如果用上述方法无效或者症状加重，可用泼尼松龙 5 毫克加 1% 的普鲁卡因 1～2 毫升鞘内注射，每周 1 次，共 2～3 次。治疗期间要避免手腕部过多活动，一般经鞘内注射后可以痊愈。

二十一、产后耻骨联合分离

胎儿娩出过程中所经过的弯曲通道，称为产道。产道分骨产道和软产道两部分，骨产道就是骨盆。女性的骨盆是由骶骨、尾骨、两块髋骨组成的，髋骨又由髂骨、耻骨、坐骨组成。髂骨与骶骨通过骶髂关节相连，妊娠期间受激素的影响略有松弛。两侧的耻骨在前方相接处为耻骨联合，妊娠期间此联合也略有松弛，间距有所增宽，这些变化都有利于胎先露的下降和胎儿的娩出。但是，有的产妇在妊娠和分娩的过程中，耻骨联合分离了，一活动就会感到疼痛。用手触摸可以摸到大约一指宽的缝隙，并且有压痛。产后经过一段时间的休养是可以痊愈的。如果疼痛严重，需要卧床休息，固定骨盆进行矫正，并在医生指导下应用止痛剂治疗。

二十二、产后头痛头重

产后贫血、血压高、过度疲劳及因剖宫产使用过麻醉药物的人，有时会感到头疼或头沉重。当遇到这种情况时，应该充分休息，保证充足的睡眠，并且给以对症处理，症状会得到缓解，并逐渐消失。如果症状严重或持续时间长，应该请医生诊断治疗。

二十三、产后颜面水肿与眼睛充血

在分娩过程中，由于屏气用力，有时会引起颜面部和眼睑水肿，有时还会引起眼结膜充血。遇到这些情况时不必担心，只要在产后得到很好的休养，不久就会自然痊愈。刚刚分娩后如果上述症状比较严重，可以采取冷敷的方法，使症状缓解，产妇感到舒服。

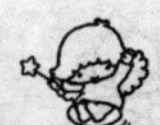

二十四、产后蝴蝶斑

【病　因】

由于妊娠后内分泌的变化，有的孕妇面部出现蝴蝶斑，产后会逐渐消失。但是也有的产妇蝴蝶斑长时间不消退，可以服药治疗。

【处　理】

如肝气郁滞者，可服用加味逍遥丸；脾气不足者，可服用人参归脾丸；肾水不足者，可服用金匮肾气丸。或者请中医辨证施治，口服汤药。

也可以用一些偏方验方，如食柿饼，因有滋润心肺的功效，经常食用可使气血畅通，皮肤得以足够的营养而使蝴蝶斑逐渐消退。柿子树的叶子晒干后研成细粉，与猪油或凡士林搅拌均匀，涂于面部有一定疗效。

取冬瓜肉与酒、水一同熬成膏状，涂于面部，或者冬瓜子与橘皮、桃花一同研成细粉，每日用酒送服，可以祛斑防皱。

杏花、杏仁都是美容祛斑之佳品，可以用一用。杏花用水浸泡7日后洗面。杏仁、莲子、茯苓、白糖、白米一同研成细粉，调成糊状外敷颜面部。或者杏仁捣烂，用鸡蛋清调和成膏状涂于颜面部，重点涂蝴蝶斑部位。

二十五、产后脱发

许多妇女都有一头乌黑亮丽的秀发，但是在分娩以后的2～6个月里头发会逐渐变黄，并有不同程度的脱落，有35%～45%的产妇会出现这种情况。

【病　因】

头发和其他组织一样，也要进行新陈代谢。一般来说，人的头发每5年就要全部更换一次，只不过平时头发的更新是分期分批进行的，人们不会觉察到。女性头发的更新与体内雌激素水平的高低有关，雌激素水平高时，头发更新的速度就慢；雌激素水平低时，头发更新的速度就快。

妊娠期间，体内雌激素水平升高，头发的寿命就长了，脱发的速度也慢了，大量的头发“超期服役”。分娩后，体内雌激素降至孕前水平，那些“超期服役”的头发便纷纷“退役”，于是出现了产后脱发现象。

此外，脱发还与精神因素关系密切，如有的家庭或产妇重男轻女思想非常严重，一心盼望生男孩，一旦生了女孩，便情绪低落、郁郁寡欢。或者受到其他不良精神因素的刺激，使大脑皮质功能失调，自主神经功能紊乱，控制头皮血管的神经功能也因失调而使头皮供血减少，以致头发营养不良而脱落。还有的产妇，怀孕期间饮食单调，不能满足母体和胎儿的营养需要，产后又挑食、偏食，营养不良，头发也容易折断、脱落。

【处　理】

预防产后脱发无论在孕期还是哺乳期都要保持乐观情绪，精神愉快，心情舒畅，避免紧张、焦虑和恐惧心理。要做到膳食平衡，营养丰富，品种多样，以满足身体和头发的需要。经常用木梳梳头，或用手指有节奏的按摩、刺激头皮，促进头皮的血液循环，有利于头发的新陈代谢。常洗头清除头皮上的油脂、污垢，保持头皮清洁，有利于头发的生长。还可以在医生指导下服用维生素 B_1、谷维素和钙片等，对产后脱发有一定的疗效。

已经出现了脱发现象，也不要紧张，可以用生姜片经常涂擦脱发部位，并服用维生素 B_6、养血生发胶囊等，以促进头发的生长。产后脱发，一般要 6～9 个月可恢复，重新长出一头秀发。

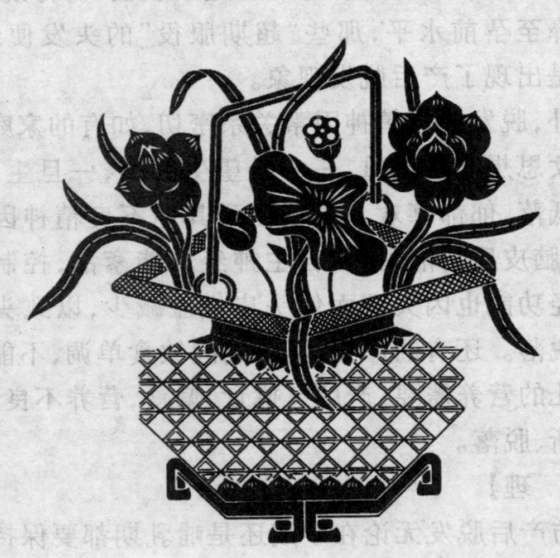

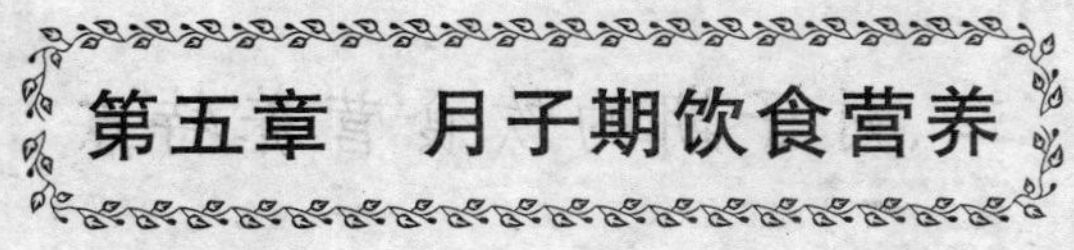

第五章　月子期饮食营养

一、月子期饮食调养的重要性

1. 满足产妇生理代谢的需要　月子期营养要满足两个基本要求,一是产后康复,二是泌乳。分娩是相当大的体力劳动,经历整个分娩过程,体力和热能消耗很大,再加上产时、产后失血,产妇身体会变得虚弱,并且胎儿胎盘娩出后,产妇的整个康复过程伴随着内分泌代谢的巨大改变,如果产后不能及时地补充足够的高营养物质,将不能满足月子期产妇生理代谢的需要。

2. 有利于防止产后疾病的发生　妊娠期存在的某些疾病,如缺铁性贫血、妊娠期糖尿病等,产后进行必要的饮食调养会有助于疾病的痊愈。另外,通过饮食调养会预防某些疾病的发生,如缺钙引起的骨质疏松。可以说,不注意饮食调养会影响产妇的身体健康。

3. 有利于婴儿的健康发育　产妇月子期还要承担起给新生儿哺乳的重任,其营养状况会直接影响到孩子的成长、发育。母乳喂养的婴儿对母亲吃什么,喝什么很敏感。有研究者对母体摄入一听啤酒对婴儿的影响进行研究,发现母亲饮酒后,婴儿在第一分钟吸吮更频繁,但最终婴儿吸吮乳汁却较少。因此,必须对月子期的营养予以足够的重

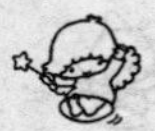

视,要进行科学的饮食调养。

二、月子期的饮食营养特点

1. 临产产妇的饮食安排 成熟胎儿及附属物由母体娩出的过程称为分娩。子宫从有规律收缩开始至宫口开全称第一产程。从宫口开全至胎儿娩出称第二产程。胎儿娩出至胎盘娩出称第三产程。在分娩过程中,胃肠道消化、吸收功能均减弱,胃排空延迟,进食多量不易消化的食物,易引起恶心呕吐,据此不提倡让产妇吃很多巧克力或煮鸡蛋。

(1)第一产程饮食:由于阵痛,产妇睡眠、休息和饮食均受到影响,精神、体力消耗很大。为保证第二产程有足够的力量娩出胎儿,在第一产程时应鼓励产妇进食,初产妇比经产妇产程要长,更应注意进食。可准备清淡可口、易消化的半流质或软食,如面片汤、面条汤、米粥、鸡蛋羹、面包等,并少量多餐。

(2)第二产程饮食:在接近第二产程时,可供给果汁、藕粉、蛋花汤等流质食品。不愿进食时,不必勉强,以免引起呕吐。第二产程时间较短,一般多数产妇不愿意进食,有进食意愿者,可进流食。产程中出汗较多,产妇常感觉口渴,要准备好温开水,提醒并鼓励产妇多喝水。

(3)胎儿娩出后饮食:正常分娩胎儿娩出后,产妇要在产房观察2小时,这段时间内可让产妇进食易消化的流质或半流质食物,如红糖水、蛋花汤、稀米粥、甜藕粉等。回病房后可根据产妇的具体情况进食软食或普通饮食。

(4)剖宫产者饮食:术前6小时需要禁饮水,术后6小

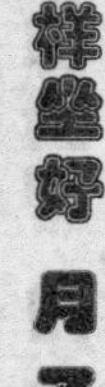

时可进食免糖免奶流食，术后 24 小时改用半流食，排气后即可转为普通饮食。

2. 产妇饮食营养需求 人体必需的营养素有七大类，即蛋白质、脂肪、糖类、无机盐、维生素、水和膳食纤维。月子期的饮食要充分考虑营养的需求以及营养素的平衡。

(1)增加热能的摄入：为了恢复体力和哺乳的需要，应尽早开始正常饮食，多吃营养价值高的食品。尽管每个产妇的情况不完全相同，但作为标准，比怀孕前的进食量增加 20%～30%较适宜。

(2)补充蛋白质：产妇每日需要蛋白质为 80～120 克，较正常妇女多 20～30 克，较孕期多 10 克。产妇每日分泌乳汁 1 000～1 500 毫升，每 100 毫升乳汁中含蛋白质约 2 克。此外，产后康复也需要大量蛋白质。蛋白质是生命的物质基础，含大量的氨基酸，是修复组织器官的基本物质，这对产妇本身也是十分必要的。在蛋白质类食品的选择上，要多选用优质蛋白质，动物蛋白中鱼和鸡蛋最好，植物蛋白中豆制品最好，每日膳食中必须搭配 2～3 种含蛋白质丰富的食物，才能满足产妇对多种氨基酸的需求。

(3)适量摄入脂肪：有些产妇担心产后身体发胖，影响体形，不愿意进食含脂肪的食物。事实上脂肪在产妇膳食中也很重要。每日每千克体重需要 1 克脂肪，若少于 1 克时，乳汁中脂肪含量就会降低，影响乳汁的分泌量，进而影响新生儿的生长发育。含有脂肪的食物品种很多，产妇可结合自己的口味，搭配选食。只要不过多摄入，搭配合理，不会引起发胖。按以上需要量计算，一个中等体重的产妇，每日进食脂肪至少应在 50 克以上。

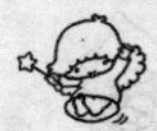

(4)补足维生素:维生素是人体不可缺少的营养成分。产妇除维生素A需要量增加较少外,其余各种维生素需要量均增加1倍以上。因此,产后膳食中各种维生素必须相应增加,以维持产妇的自身健康,促进乳汁分泌,并保证供给婴儿的营养成分稳定,满足婴儿的需要。维生素的种类和对应含量多的食物见表3。

表3 维生素的种类和对应含量多的食物

维生素的种类	对应含量多的食物
维生素A	蛋黄、黄油、动物肝脏、胡萝卜、西红柿、南瓜、菠菜
维生素B_1	谷类、花生、豆类、动物肝脏、山芋
维生素B_2	牛奶、奶酪、豆豉、蛋类、青菜、动物肝脏
维生素B_{12}	动物内脏、奶制品、鱼、海藻
维生素C	新鲜蔬菜、水果,尤其是柑橘类水果
维生素D	鱼肝油、干鱼、黄油、牛奶、干蘑菇
维生素E	莴苣、菜花、油菜、玉米、牛奶
维生素K	深绿色蔬菜、卷心菜、紫菜、海藻
叶酸	动物肝脏、肾脏、鸡蛋、豆类、绿色蔬菜、硬果

(5)重视微量元素的摄入:人们对于蛋白质、脂肪、糖类、维生素类食物的摄入已经有了一定程度的认识,但是对于微量元素的摄入往往重视不够,要特别强调微量元素在产后康复和哺乳过程中的重要作用,尤其是富含钙和铁的食物是产后不可缺少的。微量元素和对应含量多的食物见表4。

表 4　各种微量元素和对应含量多的食物

微量元素	对应含量多的食物
锌	香蕉、麦麸、瘦肉、坚果仁、豆类、谷类、鱼、海藻、奶制品
铁	动物肝脏、动物全血、瘦肉、蛋黄、红枣、全麦制品、蘑菇、干果
硒	蘑菇、芝麻、肝、肾、鱼、肉类
铬	葡萄、玉米、豆类、鱼、虾、瘦肉
氟	豆类、海产品、葱、茶叶
铜	香菇、菠菜、芋头、黄豆、肝、肾、蛤类及鱼类等海产品
钴	莴苣、土豆、粗粮、姜、肝、虾、扇贝、肉类
锰	绿叶菜、莴苣、坚果仁、谷类、肝、鱼子、蟹肉、茶叶
镁	绿叶蔬菜、红辣椒、香蕉、红薯、豆类、蛋类、肉类
钙	牛奶、豆制品、虾米、海藻、芝麻、蛋黄、黑木耳、深绿色蔬菜
磷	蛋黄、瘦肉、核桃仁、豆制品、干虾皮、海藻

①补铁。妊娠期由于血容量增加、血液稀释，以及胎儿需要，约半数的孕妇存在缺铁性贫血。分娩以及产后失血，使铁进一步丢失，乳汁中也含有一定浓度的铁。铁是构成血液中血红蛋白的主要成分。在孕期母体需要储存铁量约 1 350 毫克，哺乳期泌乳每天消耗铁 0.3 毫克，加上每天基本损失铁 0.8 毫克，每天总损失铁为 1.1 毫克。目前中国居民膳食铁参考摄入量中建议孕中期每天 25 毫克，孕晚期每天 35 毫克，哺乳期每天 25 毫克。因为膳食中铁的吸收利用率低，哺乳期妇女常不能从膳食中得到足够的铁，需要额外补充，不断增加含铁丰富食物的摄入。不能把血红蛋白的高低作为衡量是否缺铁的指标，血红蛋白一旦下降，表

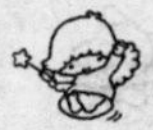

明铁已严重缺乏。国外有些医院建议产后常规补充铁剂3个月。

②补钙。妇女非孕期每天钙需要量为600毫克。哺乳期妇女每天钙需要量为1 100毫克,每天通过乳汁排出的钙约300毫克。如果膳食中钙的供应不足,母体会缺钙,为保证乳汁中有足够的钙,就要动用母体骨骼组织中储备的钙,使骨密度下降,导致骨质疏松。母体钙摄入量高,乳汁中钙也较高。有研究报道,充足的钙还可维持乳汁不减少。乳汁中钙含量不足,使婴儿缺钙,直接影响婴儿的生长发育。因此,整个哺乳期都要保证钙的充足供给。

另外,补钙要看饮食状况,正常人体内含有1 000~1 200克钙,人体中99%的钙集中在骨骼和牙齿中,只有1%的钙存在于细胞外液中,因此血钙并不能完全反应人体缺钙情况,还要看有无骨质疏松。值得提倡的是女性一生都要注意补钙。

(6)不要忽视膳食纤维的摄入:蛋白质、脂肪、糖类、无机盐、维生素是人体必需的五大营养素,有人把膳食纤维称为第六大营养素,由于膳食纤维对人体有很多益处,越来越受到人们的青睐。粗粮、韭菜、芹菜、香蕉等含有较高的膳食纤维,明显的好处是有利于肠蠕动,防止便秘,不要忘记经常吃一些。

三、月子期的饮食原则

1. 多餐,多样,多汤

(1)多餐:所谓多餐是指一日五餐。一日三餐的传统进餐模式不适于产妇，鼓励适量多餐，将进餐次数增至五餐。从营养学角度讲，有利于营养的吸收；从健美角度看，将同样多的食物分成五次以上吃完者，比起三餐来，体内产生的热能要少，有助于保持体重适中，不易发胖。具体安排过程中，不妨把五餐分成三次正餐，饭菜丰富一些；两次加餐，则简单一些，以汤和副食为主。

可参考以下时间安排，早晨7点至7点半早餐，中午11点半至12点午餐，下午3点加餐，下午5点半至6点晚餐，晚上9点加餐。

(2)多样：所谓多样是指应食用多色、多种主食和菜类，如白、黄、红、绿、黑等天然颜色的食物。

①白色。指主食米、面及杂粮，人体生长发育及生命活动所需热能的60%以上是由此类食物供给的。

②黄色。指各种豆类食物，富含优质植物蛋白等营养成分，其中以豆腐、豆浆、豆花等最易消化吸收。

③红色。代表畜禽肉类，含丰富的动物蛋白及脂肪等营养成分，按照对人体健康的有益程度先后排列为鱼肉、鸡肉、牛肉、羊肉、猪肉等，又把鱼肉、鸡肉称为白色肉类，牛肉、羊肉、猪肉称为红色肉类。

④绿色。代表各种新鲜蔬菜和水果，是提供人体所需维生素、纤维素和微量元素等营养成分的食物，以深绿色的叶菜最佳。

⑤黑色。代表可食的黑色动植物，如乌鸡、甲鱼、海带、黑芝麻及各种食用菌，此类食物含维生素和微量元素最为丰富。

吃蔬菜不可“单打一”。每天应进食多种蔬菜，如富含

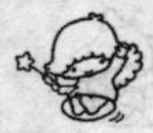

维生素C、维生素A、纤维素的蔬菜。

(3)多汤:所谓多汤是指最好每餐有汤,进食稀粥、营养汤汁等,不仅可以促进产妇的康复,又能增加乳汁的分泌。

2. 荤素搭配,粗细搭配,干稀搭配 荤菜和素菜、粗粮和细粮、固体食物和汤类要互相搭配,以满足产后康复和哺乳的需要。

3. 营养均衡,清淡可口,易于消化 各种营养成分的比例要适当,食物种类要尽可能地丰富一些,经常变换饭菜的花样,使产妇吃起来觉得舒心、可口。饭菜要做得细、软一些,这样易于消化。

4. 适当合理选择食补 食补是祖国医学的一部分,是食疗组成之一,有几千年的历史。食补简单方便,性味平和,无不良反应,一直为大家所喜用。迄今为止中国人的饮食观念仍然很看重滋补。

(1)药补不如食补:月子里的滋补也一直很受青睐,通常认为药补不如食补,而月子里将中药和食物结合起来的药膳,确实有改善体质,滋补养生的功效。尤其是产妇有一些病症时,药补起到了营养、调理、治病的多重功效。既然有药在其中,就有其适应证,且不可滋补过度,最好在医生的指导下选用。

(2)以温补为主:要特别强调,坐月子的饮食以温补为主,饮食方面有个人体质的差异性,应该有所不同。饮食疗法只是辅助治疗,不可不重视,也不可过于迷信。一旦发生疾病,一定要先到医院诊断清楚。在医生的指导下,根据个人体质,对饮食与药物做相应的调配,对症食疗,比较妥善,心里会更踏实。

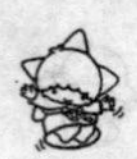

(3)结合季节补:要考虑季节对产妇进补的影响,春夏秋冬四季由于温度差异大,因此产妇的饮食必须有所调整,否则会有副作用发生。一般传统的坐月子饮食,性质温热,适用于冬季,春秋时节生姜和酒都可稍稍减少,若是夏天炎热之际,可不用酒烹调食物,但是姜片仍不可完全不用,每次用2~3片。

四、月子期的饮食注意事项

1. 选择原料的方法 在挑选原料时,首先要选择新鲜的,最好是应季的原料,这是选择的要点所在。不要只挑一种,组合多种原料是重要的。应避免进食与自己身体状况不相适应的食物。

2. 烹调时的注意事项

(1)原料要新鲜:在烹调前要详细检查一下原料,特别要注意鱼和肉,腐败或可疑腐败的肉食可引起不良后果,要赶快扔掉,不要过于相信冰箱。

(2)原料的清洗与蒸煮应合理:原料清洗时不要在水里浸泡时间过长,这会造成营养物质丢失,味道也会变淡。蒸煮时间同样不要过长,要充分利用煮食物的汤。

(3)加工方法要得当:有的原料生吃更有利于营养物质的摄取。特别是富含维生素C的食物,在水里浸泡时间越长,加热时间越长,维生素C丢失得越多。因此,富含维生素C的食物以生吃为好,如水果、绿叶蔬菜。此外,在加热时,要用高温短时间加工。在煮青菜、煮豆、煮粥时严禁使用小苏打(碱性物质),这是因为维生素B_1、维生素C等最

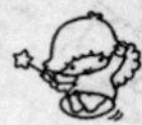

不耐碱,遇到碱性物质很容易被破坏。此外,淘米时不要淘得遍数过多。骨头汤补钙,烹调时要加入适量的食醋,使钙易于释出。

3. 进食时的注意事项

(1)适量用餐:月子期的营养固然重要,但并不是进食越多越好,食物过多不仅造成不必要的浪费,增加消化器官负担,而且过量进食是造成肥胖的重要原因。产后进食要饥饱适度,不偏食,不挑食,特别注意不要偏食,不要只挑自己喜欢的食物吃,要考虑到营养物质平衡才会使身体恢复得快。

(2)细嚼慢咽:哺乳期对肥胖者的进食建议是要养成健康的饮食行为,每餐不宜过饱,7~8成即可;不暴饮暴食;细嚼慢咽,延长进食时间;挑选食物,特别是挑选低脂肪食品;用小餐具进食,增加满足感;按进食计划把每餐食品计划好;少量多餐完成每日进餐计划;哺乳期不主张减肥。

(3)少喝冷饮:从科学的角度出发,月子里并没有不能吃"生"、"冷"的特别禁忌,各人可根据自己的爱好来定。比如水果,不能热吃,也不能不吃,因为它对产后营养的补充有益。在消化功能还没有完全恢复前,最好少喝冷饮。

4. 产妇需要的食物　一般地讲,如果没有特殊禁忌,凡含有营养成分的食物,月子里均可以食用。月子里饮食宜清淡,并不是强调不放葱、姜、大蒜、花椒、辣椒、料酒、食盐等调味料。作为调味料,做菜煲汤时,适当少量应用,不仅使汤菜味道可口,增进食欲,而且还可促进血液循环,有利于产后康复。奶、肉、蛋含有蛋白质、脂肪、微量元素和维生素,是动物性蛋白质的主要来源,鼓励多吃白色肉类,如鱼、虾、鸡等;各种豆制品是经济、优质的植物性蛋白质来源;蔬菜、水果,海产品等含有人体所需的维生素和微量元素;薯类含有丰富的B族维生素和维生素C;各种营养汤可促进乳汁分泌和身体康复。以上这些都是产妇需要的食物。

5. 产妇应节制的食物 产妇应少吃甜食、肥肉、油炸食物等,这些食物不仅影响食欲,也容易使身体发胖;不宜食用含盐过多的食物,如腌肉、咸鱼、酱菜、腌菜、豆腐乳等,这些含盐多的食物不利于孕期潴留水钠的排泄,尤其是有妊娠水肿的人,更不宜吃这些食物;不宜喝高脂肪的浓汤,有些汤煲好后,如发现上面漂浮着一层油,最好把油撇出来一部分,否则过量的油脂可引起新生儿脂肪泻,也易使产妇自身发胖;避免食用刺激性较强的食物,如咖啡、浓茶等,饮用咖啡、浓茶后,神经系统兴奋,使休息难以保证;不宜食用过凉食物,如刚从冰箱取出的水果,易引起胃肠不适。

6. 走出坐月子饮食误区

(1)只吃几种单调食品:产后的饮食,因地域习惯不同有所区别,但满足产妇身体恢复以及哺乳婴儿的需要则是相同的。有些民间习惯对产妇是无益的,如饭菜单调,只喝小米粥和红糖水、吃鸡蛋,一顿饭吃几个鸡蛋,顿顿饭有鸡蛋,实际上鸡蛋吃得太多不仅不会被完全吸收,还会影响食欲或者引起消化不良,达不到营养均衡的目的。

(2)不能吃调味品:酱油和醋是饮食中常用的调味品,产后适量食用,无不良作用,更不会引起妊娠斑或导致妊娠斑不褪。

(3)大量长时间饮红糖水:按照我国的民间习俗,产妇

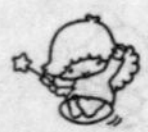

分娩后常规是喝红糖水。短时间适量饮用对产妇是有益处的,但不宜长时间大量喝红糖水,一是随着产后子宫的复旧,恶露逐渐减少,久喝红糖水已没有必要;二是进食糖分太多,容易发胖。一般喝红糖水的时间应控制在产后7天内为宜,每天1次即可。

7. 药膳调理注意事项

(1)必须依据产后体质情况进行调理:体质好、健康、无疾病者,宜每天食药膳1次,服用3天左右即可。体质虚弱者,可食药膳半个月。

(2)必须依据季节情况进行调理:冬季宜选择羊肉类药膳,夏季宜选择鸭、猪、鱼、龟肉类药膳,春秋季宜选择鸡、鱼、猪肉类药膳。

(3)选择合适的时间服用:一般药膳最好早晨或者空腹食用。

(4)要依据感觉进行调整:食用药膳后感到身体舒适者,可多食几剂,若出现不适,应及时停止食用。

8. 坐月子每日进食量 每天哺乳可增加2 092～3 348千焦(500～800千卡)的热能消耗,乳母每天要维持热能10 878～11 715千焦(2 600～2 800千卡),乳汁中各种成分的含量与母体内营养成分有关。坐月子期间每日进食多少比较合适,可参考以下定量:牛奶250～500毫升,鸡蛋2个,肉类食品150～400克,豆类及豆制品50～100克,蔬菜400～500克,水果250克,粗细搭配的谷类食物400～500克,植物油25～50克,营养汤、粥等共1 000～1 500毫升。

以下是中国营养学会推荐的中国居民平衡膳食宝塔(图9)。

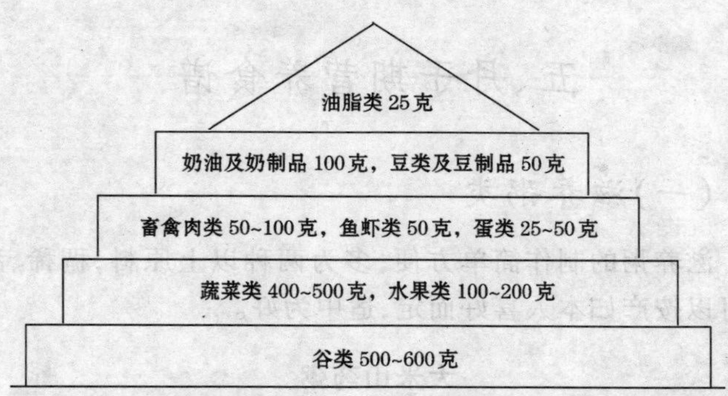

图 9　中国居民平衡膳食示意图

女性都非常关心自己的体重，谈到进食，便时常会想到体重，担心发胖，想知道自己是否标准，算一算体重指数便知道了。

体重指数（千克/米^2）= 体重（千克）÷ 身高的平方（米^2）。

体重指数的理想标准是 18.5～23.9；小于 18.5 为体重过低，消瘦；24.0～27.9 为超重；大于 28 为肥胖。

9. 素食产妇坐月子饮食　素食产妇坐月子要特别注意营养的供给和平衡，如果任何动物性肉类食品均不吃，那就要注意多吃一些蛋、奶。做汤时，适当多加一点植物油，以保证蛋白质、脂肪的基本需要量。

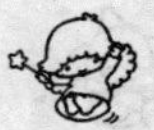

五、月子期营养食谱

(一)滋养粥类

滋养粥的制作简单方便,多为两种以上原料,稠稀、甜咸可以按产妇本人喜好而定,适中为好。

大米山药粥

【原　料】 淮山药50克,大米50克。

【制　作】 淮山药切成片,大米淘洗干净,一起下锅,烧开后改文火慢煮,以米烂粘稠为宜。

【用　法】 早晚餐食用。

【功　效】 健脾开胃。

荔枝山药莲子粥

【原　料】 干荔枝5枚,粳米30克,山药20克,莲子20克,白糖30克。

【制　作】 干荔枝去壳;粳米淘洗干净;莲子去心;山药去皮,洗净,切成小丁块。锅中放水约500毫升,加入原料,置炉上煮。先用大火烧开,再改中火加热,至米烂汁粘稠时放入白糖,搅匀,片刻后离火即可。

【用　法】 早晚餐食用。

【功　效】 健胃益脾,安神补血。

大枣桂圆粥

【原　料】 大米100克，大枣100克，桂圆肉50克，红糖10克。

【制　作】 将大米淘洗干净，大枣与桂圆肉洗净。放入大沙锅中烧开，再改用文火慢煮。当大米煮至快烂时，加入红糖，继续煮至粥稠即可。

【用　法】 早晚餐食用。

【功　效】 健胃益脾，安神补血。

百合糯米粥

【原　料】 百合60克，糯米200克，糖50克。

【制　作】 糯米淘洗干净入锅，加入洗净的百合，加水适量，旺火烧开改用文火煮至熟烂，加糖拌匀即可。

【用　法】 早晚餐食用。

【功　效】 滋阴补血，催乳。

牛奶大枣粥

【原　料】 牛奶250毫升，大米50克，大枣10枚，红糖10克。

【制　作】 大米淘洗干净，加水500毫升，煮开后用小火煮20分钟。米烂粥稠时加牛奶、大枣同煮10分钟，再加入红糖即可。

【用　法】 早晚餐食用。

【功　效】 补血生乳。

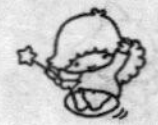

牛奶麦片粥

【原　料】 牛奶250毫升,麦片150克,白糖适量。

【制　作】 用凉水500毫升将干麦片浸润泡软,旺火煮开,加入牛奶,继续煮5分钟,待麦片熟烂,加入白糖即可。

【用　法】 早晚餐食用。

【功　效】 健脾益气,养血生津,润肠催乳。

橘皮粥

【原　料】 橘皮5克,粳米50克。

【制　作】 将橘皮晒干,煎煮取汁,与粳米和水一同入沙锅内,煮成稀粥,放入橘皮待粥粘稠熄火。

【用　法】 每日早晚温热食用。

【功　效】 健脾开胃,生乳。

红薯粥

【原　料】 鲜红薯150克,大米或小米100克。

【制　作】 将米淘洗干净,红薯洗净去皮,切成小块,一同入锅,加水适量,旺火烧开,改用小火熬煮成稀粥。

【用　法】 早晚餐食用。

【功　效】 健胃益脾,益气通乳,润肠通便。

芋头甜粥

【原　料】 芋头250克,大米50克,冰糖适量。

【制　作】 芋头去皮,洗净切成块;大米淘洗干净。待水开后放入大米、芋头和冰糖。旺火烧开后，小火煮至芋头熟烂即可。

【用　法】 早晚餐食用。

【功　效】 润肠通便。

苹果粥

【原　料】 苹果500克，大米100克，白糖50克。

【制　作】 将大米淘洗干净，浸泡，捞起沥干；苹果去皮去核，切成黄豆大小的丁块。锅中加入适量水，烧开，将大米、白糖、苹果一同下锅，旺火烧开，改小火煮至粥呈糊状即可。

【用　法】 早晚餐食用。

【功　效】 生津开胃。

花生百合粥

【原　料】 花生45克，大米100克，百合15克，冰糖适量。

【制　作】 将大米淘净，未去红衣的花生洗净捣碎，百合切成薄片。将花生和大米一同下锅，加水适量，大火煮开，加入百合片，稍煮片刻，转用小火煮半小时，加入冰糖，稍煮待冰糖溶化即可。

【用　法】 早晚餐食用。

【功　效】 健脾开胃，润肺止咳，养血通乳。

黑芝麻糊

【原　料】 黑芝麻25克，大米50克，红糖30克。

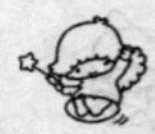

【制　作】 将黑芝麻洗净，在锅中炒出香味后，将其碾碎。大米放入加适量水的锅中，旺火烧开，将黑芝麻和红糖放入锅内，小火煮至粥粘稠适宜即可。

【用　法】 加餐食用。

【功　效】 补肝肾，催乳。

(二)滋养汤面类

鱼汤面

【原　料】 鲜活鲫鱼 500 克，面条 150 克，青蒜 50 克，猪油 100 克，精盐 8 克，味精 3 克，黄酒 25 毫升，葱 10 克，姜 5 克。

【制　作】 鲫鱼去鳞，剖腹去内脏，去鳃，洗净；青蒜、葱去皮，洗净，切成小段；姜切成薄片。热锅里放入猪油上火，待油溶化后将鲫鱼放入，用文火煎至两面发黄，烹入黄酒，略焖，掺入适量水，放入葱段、姜片。水烧开后用小火慢慢熬至汤色乳白，将汤过滤，回锅烧开，放入面条煮熟，加入精盐、味精，撒上青蒜段即可。

【用　法】 正餐食用。

【功　效】 补虚，益气，催乳。

清炖鸡块汤面

【原　料】 面条 150 克，鸡块 300 克，香油 10 克，精盐 10 克，黄酒 5 毫升，味精 3 克，葱段 8 克，姜片 5 克。

【制　作】 水烧开，将鸡块放入锅内焯一下，捞出洗净沥水。将鸡块放回锅内，加清水、葱段、姜片，煮沸后加入黄酒。文火炖半小时，至鸡块熟烂。将面条下入鸡块汤内，稍煮，加入精盐、味精，将鸡块、面条和汤盛入放有香油的碗内即可。

【用　法】 正餐食用。

【功　效】 温中益气，养血润燥。

鸡丝馄饨

【原　料】 面粉150克，猪肉馅50克，熟鸡胸脯肉50克，鸡蛋2个，虾皮10克，紫菜5克，酱油、精盐、味精、姜、葱、大蒜、香菜、鸡汤各适量。

【制　作】 面粉和成软硬适度的面团，揉匀擀成馄饨皮。猪肉馅内加入精盐、酱油、味精、剁碎的姜、葱、大蒜及适量鸡汤，拌成肉馅。将熟鸡胸脯肉撕成丝状。馄饨包好后，锅中放入清水烧开，放入馄饨煮熟。碗内放虾皮、紫菜、切碎的香菜、精盐，将煮熟的馄饨盛入碗中，上面撒上鸡丝，浇上汤即可。

【用　法】 加餐食用。

【功　效】 补虚，温中，益气。

猪蹄汤面

【原　料】 面条100克，菠菜100克，猪蹄1只，花生油50克，精盐、味精、葱、姜、大蒜、黄酒各适量。

【制　作】 把猪蹄清理干净，切成块，放酱油搅拌均匀。葱切成段，姜、大蒜切成薄片。热锅放油，放入猪蹄煎至变色，放入葱、姜、蒜煸炒出香味，烹入黄酒，加水烧开，转至文火，煮至熟烂，捞出猪蹄。旺火汤沸，下面条至近熟，加

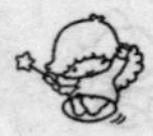

入菠菜，略滚一下，至面条熟，放入精盐、味精即可。

【用　法】早晚餐食用。

【功　效】 催乳，补铁。

（三）滋养汤羹类

西红柿排骨汤

【原　料】 猪排骨500克，西红柿150克，葱、姜、精盐、味精、胡椒粉各适量。

【制　作】 排骨切成块，过沸水后捞出。葱、姜切成细丝，将排骨、葱、姜一同下锅，加适量水，旺火烧开，转为小火慢煮至排骨熟烂。西红柿洗净，过沸水后捞出，去皮，切成片，放入排骨锅中烧开略煮，加入精盐、味精、胡椒粉即可。

【用　法】佐餐食用。

【功　效】 健胃消食，凉血降压。

浓西红柿汤

【原　料】 西红柿300克，鸡汤500毫升，洋葱50克，胡萝卜50克，猪肥肉25克，香菜5克，精盐、黑胡椒粉各适量。

【制　作】西红柿洗净过沸水去皮，切成薄片；洋葱切成长条；胡萝卜切成薄片；猪肥肉切成细条；香菜切成段。锅加热，放入肥猪肉，煸炒出少量油，放入洋葱、胡萝卜，稍加煸炒，加入西红柿，翻炒后加入鸡汤，旺火烧开，转为小火炖10分钟，加入精盐、黑胡椒粉、香菜即可。

【用　法】 佐餐食用。

【功　效】 开胃消食。

猪肝清汤

【原　料】 猪肝500克，菠菜150克，姜、香油、料酒、味精、精盐各适量。

【制　作】 猪肝切成薄片，姜切成细丝，菠菜切成10厘米长段。锅中加水适量，烧开，放入切好的猪肝、姜丝，煮沸，再放入菠菜，稍煮片刻，加入料酒、精盐、味精，淋入香油即可。

【用　法】 佐餐食用。

【功　效】 补肝，养血，明目。

冬笋母鸡汤

【原　料】 嫩母鸡1只(约750克)，冬笋500克，水发木耳15克，熟猪油25克，精盐、味精、料酒、胡椒粉、葱、姜各适量。

【制　作】 将母鸡开腹去内脏洗净，切成3厘米见方的方块，过沸水后捞出，用清水冲洗干净。把冬笋切成滚刀块，木耳洗净，葱切成段，姜切成片。锅内放入熟猪油烧热，放入葱、姜、鸡块略煸炒一下，烹入料酒，加入冬笋块和适量水，旺火烧开，转为小火慢炖至鸡肉熟烂，加入精盐，旺火烧至汤汁呈白色，放入味精、胡椒粉，将木耳下锅略滚一下即可。

【用　法】 佐餐食用。

【功　效】 滋补催乳。

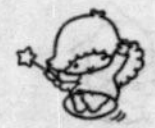

金针猪蹄汤

【原　料】 鲜金针菇15克，猪蹄1只，葱、姜、精盐各适量。

【制　作】 将金针菇洗净；猪蹄冲洗干净，从中间劈开成4块；葱切成段；姜切成薄片。猪蹄过沸水后捞出控水，再与葱、姜一同下锅，加水适量，旺火烧开，撇去浮沫，加入金针菇和精盐，转为小火煮至猪蹄熟烂时即可。

【用　法】 佐餐食用。

【功　效】 生津催乳。

银耳海参汤

【原　料】 银耳50克，水发海参50克，鲜汤300毫升，黄酒、精盐各适量。

【制　作】 将银耳用温水泡开，去根蒂，清水洗净。海参洗净，切成小片。银耳、海参片一起过沸水后捞出滤去水分。银耳、海参放入锅中，掺入鲜汤，旺火烧开，加入料酒，转为文火煨5分钟，加入精盐即可。

【用　法】 佐餐食用。

【功　效】 益气滋阴。适用于阴虚口干者。

鲫鱼豆腐汤

【原　料】 豆腐250克，鲜活鲫鱼500克，植物油50克，香菜20克，葱、姜、大蒜、精盐、味精、黄酒各适量。

【制　作】 鲫鱼去鳞，剖腹去脏，去鳃，洗净；豆腐切成方块；葱去皮，洗净，切成小段；姜、大蒜切成薄片；香菜切碎。热锅里放入油，油热后放入鲫鱼，用文火煎至两面发黄，烹入黄酒，略焖，掺入适量水，加入豆腐，放入葱段、姜、大蒜。烧开后用小火慢慢熬至汤色乳白，加入精盐、味精，撒上香菜末即可。

【用　法】 正餐食用。

【功　效】 益气健脾，利尿消肿，通络催乳。

排骨清汤

【原　料】 鲜猪排 500 克，植物油 40 克。葱、姜、黄酒、精盐、胡椒粉各适量。

【制　作】 将排骨剁成块，葱切成大段，姜拍成块。锅内加入植物油烧热，放入葱段、姜块、排骨爆炒，待排骨色泽由红变白后，烹入黄酒，掺入适量清水，旺火烧沸，撇去浮沫，加盖焖煮 15 分钟，转为小火炖至排骨酥软离骨时，加入精盐、胡椒粉。冷却后，放入冰箱，去掉上面一层白油，即成为排骨清汤，食用时加热即可。

【用　法】 佐餐食用。

【功　效】 滋补催乳。

白菜鸡汤

【原　料】 老母鸡肉 50 克，白菜心 250 克，黄酒 15 毫升，葱、姜、精盐、味精各适量。

【制　作】 将老母鸡肉切成小方块，加黄酒、葱、姜、清水，用旺火烧开，撇去浮沫，转为文火炖煮 30 分钟。白菜心顺刀切成长条，加入锅内，再煮沸 5 分钟，加入精盐、味精即可。

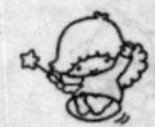

【用　法】 佐餐食用。

【功　效】 滋补催乳。

三鲜汤

【原　料】 水发海参 50 克,鸡胸脯肉 50 克,大虾 1 只,冬笋 20 克,油菜心 20 克,味精、香油、精盐、鸡汤各适量。

【制　作】 油菜心洗净过沸水,冬笋、海参、鸡胸脯肉切成薄片,大虾去头、皮、沙线,切成薄片。鸡汤放入锅中烧开,分别先后加入鸡肉、海参、虾片、冬笋片、油菜心,加上精盐、味精,淋入香油即可。

【用　法】 佐餐食用。

【功　效】 滋补催乳。

火腿冬瓜汤

【原　料】 火腿 30 克,冬瓜 150 克,香菜 10 克,葱、姜、鸡汤、料酒、味精、香油、精盐各适量。

【制　作】 火腿切成薄片;冬瓜洗净刮皮去子,切成长方形薄片;葱、姜切成细丝;香菜切成末。鸡汤放入锅中,烧开后加入火腿、冬瓜、料酒、葱丝、姜丝,略煮,加入精盐、味精、香油,撒上香菜末即可。

【用　法】 佐餐食用。

【功　效】 清热,解毒,利尿。

清炖甲鱼汤

【原　料】 甲鱼 1 只(500 克左右),冬笋 15 克,水发口

木耳红枣汤

【原　料】 木耳50克，红枣100克，红糖适量。

【制　作】 把木耳、红枣洗净，冷水浸泡5分钟之后把木耳、红枣及浸泡水一同放入锅中，大火烧开煮熟，加入红糖即可。

【用　法】 加餐食用。

【功　效】 补气生血。

红枣银耳莲子汤

【原　料】 红枣100克，银耳50克，莲子100克，红糖适量。

【制　作】 将红枣、银耳、莲子洗净，冷水浸泡5分钟，把红枣、银耳、莲子及浸泡水一同放入锅中，大火烧开煮熟，加入红糖即可。

【用　法】 加餐食用。

【功　效】 生津，补血，益气。

醪糟蛋花汤

【原　料】 醪糟200克，鸡蛋1个，白糖适量。

【制　作】 把醪糟放入锅中，加水适量，旺火烧开。鸡蛋磕开倒入碗中，搅拌均匀，洒入烧开的醪糟汤中，蛋花飘起关火，加入适量白糖即可。

【用　法】 加餐食用。

【功　效】 补气，活血，催乳。

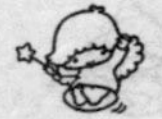

（五）滋养菜肴类

枣泥山药

【原　料】 山药750克，枣泥250克，菠萝半个，白糖250克。

【制　作】 山药洗净，削去皮，切成6厘米长的段，用刀拍扁，整齐地排在碗内，放入枣泥，上面再放一层山药，上笼蒸5分钟后翻扣盘中。锅内注入适量清水，加入白糖，烧开后，浇入盘内，将菠萝切小块点缀周围即可。

【用　法】 佐餐食用。

【功　效】 补血，补铁。

清蒸鲫鱼

【原　料】 鲫鱼1条（约500克），笋片50克，熟火腿5片，水发香菇5个，黄酒5毫升，葱结1个，姜2片，熟猪油10克，精盐适量。

【制　作】 将鲜鲫鱼去鳞，剖腹去内脏，分别在鱼的两面均匀斜切，但不能伤骨，涂黄酒后平置于盆中。在鱼上撒少量精盐，依次放上香菇、笋片，最上面放火腿片，再放葱、姜、熟猪油和鲜汤，上蒸笼，急火蒸15分钟左右，去葱姜即成。

【用　法】 佐餐食用。

【功　效】 补充蛋白质和微量元素。

芝麻肝

【原　料】 猪肝250克，芝麻100克，面粉50克，鸡蛋2个（用蛋清），精盐、姜末、葱、植物油各适量。

【制　作】 将猪肝洗净，切成薄片。用鸡蛋清将面粉、精盐、葱花、姜末调匀，放入猪肝蘸浆，粘满芝麻。锅中放油，烧至六成热，放入粘满芝麻的猪肝，炸透，起锅装盘。

【用　法】 佐餐食用。

【功　效】补血，补铁。

蜜汁三泥

【原　料】 山药200克，豆沙150克，山楂糕150克，白糖100克，淀粉20克，桂花少许。

【制　作】 将山药洗刷干净，放入笼屉旺火蒸熟，取出晾凉，剥去外皮，碾成细泥；山楂糕也碾成细泥。炒锅放火上，分别将山药泥、豆沙炒透，取出后各加白糖25克。山药泥、山楂糕泥、豆沙泥同放一平盘内，三样各占一角，上笼屉蒸熟。炒锅放火上，放入清水200毫升和白糖50克，用水淀粉勾成芡，放入桂花，浇在已蒸熟的三泥上即可。

【用　法】 佐餐食用。

【功　效】 补肝益肾，健脾开胃。

醋溜白菜

【原　料】 大白菜150克，花生油10克，醋25毫升，白糖、姜末、精盐、味精各适量。

【制　作】 将洗净的白菜先顺刀切成长条，再切成片

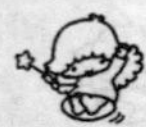

备用。旺火烧锅,下油烧热,放姜末炒出香味时,放入白菜,翻炒几下,加入白糖、精盐、味精炒匀,再烹入醋急炒,待闻到醋味时,出锅即成。

【用　法】 佐餐食用。

【功　效】 健胃消食。

山药炒猪肝

【原　料】 猪肝50克,山药250克,芡粉25克,花生油50克,葱、姜、精盐、白糖、黄酒、味精各适量。

【制　作】 将猪肝洗净,切成薄片,放入碗中,加湿芡粉。将山药洗净,削去皮,切成片。再将葱洗净切成葱花,姜洗净切成末。锅上火,放油烧热,投入猪肝煸炒至松散变色时,加入葱花、姜末、山药片、黄酒、白糖、精盐、味精及少量水煸炒至肝片熟,炒匀出锅。

【用　法】 佐餐食用。

【功　效】 益气补血。

肉末炒菠菜

【原　料】 猪瘦肉25克,菠菜200克,植物油25克,酱油10毫升,料酒5毫升,精盐、味精各3克,葱、姜各5克。

【制　作】 洗净猪肉,剁成碎末;菠菜洗干净,切成寸段。将油放入锅内,热后先煸葱、姜,然后将肉末放入,煸至变色,加入酱油、料酒翻炒均匀,投入菠菜,用旺火急炒几下,放入精盐、味精即成。

【用　法】 佐餐食用。

【功　效】 补血，补铁。

胡萝卜炒肉丝

【原　料】 猪瘦肉50克，胡萝卜100克，香菜25克，植物油25克，香油5克，酱油10毫升，黄酒5毫升，醋3毫升，精盐、味精各7克，水芡粉20克，葱末、姜末各适量。

【制　作】 将胡萝卜洗净，切成细丝；香菜洗净，切成段待用。将猪瘦肉切成细丝放入碗内，加水芡粉、酱油上浆，用热锅温油滑开捞出。将炒菜油放入锅内，热后下入葱、姜末炝锅，投入胡萝卜丝煸炒，加入肉丝搅匀，再加入醋、黄酒。炒熟后加入香菜、香油，放入精盐、味精翻炒均匀出锅即成。

【用　法】 佐餐食用。

【功　效】 补充胡萝卜素。

虾皮烧油菜心

【原　料】 油菜心200克，虾皮10克，植物油10克，精盐、味精各3克。

【制　作】 把清理好的嫩菜心洗净，虾皮用水浸洗干净。锅放在旺火上，放入植物油，旺火烧至六成热，将菜心倒进锅中，翻炒，然后加入虾皮，再翻炒几下，加入精盐、味精即可出锅。

【用　法】 佐餐食用。

【功　效】 补充维生素C、钙。

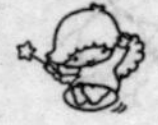

姜汁鱼

【原　料】 鲫鱼1条(重约750克),鲜姜50克,醋、香油、酱油、精盐、味精、黄酒、葱、姜各适量。

【制　作】 将鱼去除鳞和内脏,鱼身两面切十字花刀,放水中稍煮,用精盐和黄酒腌上;葱、姜切成片放在鱼上,置于笼屉蒸熟。再把姜剁成细末,与醋、香油、精盐、味精、酱油调匀,浇在鱼上即可。

【用　法】 佐餐食用。

【功　效】 补充蛋白质。

鱼香茄子

【原　料】 茄子250克,豆瓣酱、白糖、酱油、味精、蒜片、葱花、姜末、豆粉、植物油各适量。

【制　作】 将茄子洗净,去蒂,切成滚刀块,放入油锅中炸至淡黄色。然后倒出油,放入所有调料,翻炒均匀,盖好,至茄子蔫时加水勾芡,即可起锅。

【用　法】 佐餐食用。

【功　效】 散血止痛,消肿宽肠。

鹌鹑蛋烧两样

【原　料】 鹌鹑蛋15个,红薯300克,豆腐200克,植物油100克,精盐、生姜末、味精、鲜汤、葱、蒜片各适量。

【制　作】 将鹌鹑蛋用盐水煮熟去皮,红薯洗净切成长方条,豆腐切成1厘米厚片。油烧热后,将豆腐、红薯条放入油锅中炸,待外观变黄后捞出待用。将葱、姜、蒜入锅内煸炒，然后放入鹌鹑蛋及炸好的红薯条、豆腐片，加入鲜汤、精盐、味精略烧即成。

【用　法】 佐餐食用。

【功　效】 健脾益脑，滋阴补血。

豆腐烧鲫鱼

【原　料】 鲫鱼 500 克，嫩豆腐 200 克，酱油、黄酒、精盐、味精、水淀粉、葱、姜、植物油各适量。

【制　作】 把鱼收拾干净，豆腐切成 1 厘米的长方条，葱、姜切成片待用。油烧热后将鱼下锅，稍煎，捞出，留适量油，把葱、姜下锅，待炒出味，烹入黄酒、酱油，添汤适量，把鱼下锅，烧开，把豆腐放在鱼旁，加入精盐、味精，移至小火慢烧。待鱼烧透，捞出放入盘中，勾入适量水淀粉，浇在鱼上即可。

【用　法】 佐餐食用。

【功　效】 益气催乳，清热解毒。

六、月子期常见病症的药膳调理

(一)产后痔疮药膳

首乌炖母鸡

【原　料】 何首乌 20 克，老母鸡 1 只，精盐适量。

【制　作】 将老母鸡宰杀去毛及内脏，洗净。将何首乌装鸡腹内，加适量水煮至肉烂，加入精盐。

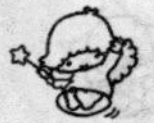

【用　法】饮汤，吃肉。

【功　效】活血润燥。适用于痔疮肿痛伴产后虚弱、便秘者。

马齿苋蒸猪肠

【原　料】马齿苋 100 克，猪大肠 1 段(约 15 厘米)。

【制　作】将马齿苋切碎装入猪大肠内，两头扎好，蒸熟。

【用　法】每日晚饭前吃，连续服用 3 日。

【功　效】清热利湿，活血润燥。适用于痔疮肿痛伴排便不畅者。

丝瓜烩豆腐

【原　料】嫩丝瓜 120 克，嫩豆腐 180 克，猪油 30 克，鲜汤 60 毫升，酱油、白糖、味精、湿淀粉、葱花各适量。

【制　作】将嫩丝瓜去外皮洗净，切成滚刀块。豆腐切成小方块，放在开水锅中煮 4～5 分钟捞出。炒锅加入猪油适量烧热，倒入丝瓜，炒至丝瓜发软，加入鲜汤、葱花、白糖、酱油，翻炒几下，烧开后立即倒入豆腐，煮沸后改用小火焖 2 分钟，再用大火烧片刻。加入味精，用湿淀粉勾芡，淋少量猪油，转动数下即成。

【用　法】佐餐食用。

【功　效】调中益气，清湿热。适用于痔疮伴虚弱、燥热者。

鸡冠花地榆茶

【原　料】 鸡冠花、地榆各15克,仙鹤草6克。

【制　作】 水煎取汁。

【用　法】 代茶饮,每日1剂。

【功　效】 活血润燥。适用于痔疮伴恶露不净者。

槐叶茶

【原　料】 嫩槐叶15克。

【制　作】 嫩槐叶蒸熟,晒干,用沸水冲泡。

【用　法】 代茶饮,每日1剂。

【功　效】 清热,凉血,止血。适用于痔疮伴恶露不净、燥热者。

桑葚粥

【原　料】 桑葚20~30克(鲜品30~60克),糯米100克,冰糖25克。

【制　作】 将桑葚浸泡洗净,与糯米一同煮成稀粥,加入冰糖稍煮即可。

【用　法】 餐前空腹食用,每日2次,连服7日。

【功　效】 清热,活血,润燥。适用于痔疮伴恶露不下者。

柿饼粥

【原　料】 柿饼2~3个,大米100克。

【制　作】 将柿饼洗净切碎,与淘洗干净的大米一同

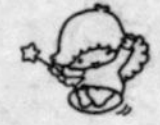

煮成稀粥。

【用　法】早、晚餐温热食用。

【功　效】涩肠润肺，止血和胃。适用于痔疮伴消化吸收不良、腹部不适者。

猪肠槐花汤

【原　料】猪大肠500克，猪瘦肉250克，槐花25克，蜜枣2枚，精盐适量。

【制　作】将猪大肠洗净，再将洗净的槐花装进大肠内，扎紧两头。猪瘦肉洗净，切成块，与猪大肠和蜜枣一同放入沙锅内，加水适量。用大火煮沸后转用小火炖2～3小时，加精盐调味。炖熟后捞出猪大肠，切开去槐花，将猪大肠切成小段即成。

【用　法】佐餐食用。

【功　效】滋阴润燥，清肠解毒，止血。适用于痔疮伴恶露不净者。

丝瓜猪瘦肉汤

【原　料】丝瓜250克，猪瘦肉200克，精盐适量。

【制　作】将丝瓜洗净去皮切成片，猪瘦肉洗净切成片，一同入锅内，加水适量煨汤，肉熟后加精盐调味即成。

【用　法】佐餐食用。

【功　效】清热利肠，解暑除烦，止咳化痰。适用于痔疮伴感冒、低热者。

木耳柿饼汤

【原　料】黑木耳5克，柿饼30克。

【制　作】将黑木耳用水泡发洗净，柿饼略冲洗，一同入锅，加水适量。先用大火煮沸，再转用小火煮炖约30分钟，至黑木耳和柿饼熟烂即成。

【用　法】佐餐食用。

【功　效】滋阴凉血，润肠通便。适用于痔疮伴排便不畅者。

(二)产后出血药膳

参芪炖鸡

【原　料】党参、黄芪各30克，淮山药25克，大枣20枚，母鸡1只，黄酒、精盐各适量。

【制　作】将鸡宰杀后，去毛及内脏，洗净后与其他药同时加入炖盅内，加适量黄酒，加水炖熟后，放入精盐调味。

【用　法】佐餐食用。

【功　效】补气，益血。适用于产后出血伴乏力、虚弱者。

党参枸杞炖鹌鹑

【原　料】鹌鹑2只，党参30克，枸杞子12克，淮山药15克，精盐适量。

【制　作】党参、淮山药、枸杞子洗净；鹌鹑宰杀后，去毛及内脏，洗净。把全部用料放入炖盅，加开水适量，盖好

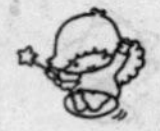

盖，小火炖2小时，加适量精盐调味。

【用　法】 佐餐食用。

【功　效】 补气养阴，健脾益肾。适用于产后出血伴头晕、腰膝酸软者。

红鸡冠花鸡蛋

【原　料】 红鸡冠花3克，鸡蛋2个。

【制　作】 用沸水浸泡红鸡冠花，取汁。将鸡蛋磕开，倒入锅内搅拌均匀，用药汁冲调鸡蛋后，置火上煮沸即可。

【用　法】 顿服。

【功　效】 行血化瘀，扶正固本。适用于产后出血伴下腹不适、恶露不畅者。

益母草茶

【原　料】 益母草45克。

【制　作】 水煎取汁。

【用　法】 代茶饮，每日1剂。

【功　效】 活血化瘀。适用于产后出血伴恶露不下者。

蒲黄茶

【原　料】 蒲黄100克。

【制　作】 水煎取汁。

【用　法】 代茶饮，每日1剂。

【功　效】 活血散瘀。适用于产后出血伴下腹疼痛、恶露不下者。

参豆粥

【原　料】 红参10克,黄豆20克,红糖适量。

【制　作】 将人参、黄豆入煲中,煮成粥状,加入红糖调匀即成。

【用　法】 早餐前空腹食用。

【功　效】 补气补血。适用于产后出血伴乏力、虚弱者。

桃仁粥

【原　料】 桃仁10~15克,大米50克,红糖适量。

【制　作】 将桃仁捣碎,加水浸泡,去渣留汁。将大米洗净加水煮粥,待粥半熟时加入桃仁汁和适量红糖,小火煮至粥熟即成。

【用　法】 每日晨起温热食用。

【功　效】 活血化瘀。适用于产后出血伴下腹疼痛、恶露不下者。

当归黄芪羊肉汤

【原　料】 羊肉500克,当归60克,黄芪30克,姜30克,大枣30克,精盐适量。

【制　作】 先将羊肉洗净切成薄片;再将姜切成薄片,当归、黄芪、大枣洗净,与羊肉一同放入锅内,加水适量。先用旺火煮开,再改用小火炖煮至羊肉熟烂,然后加入适量精盐即成。

【用　法】 佐餐食用。

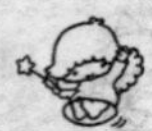

【功　效】 益气养血。适用于产后出血伴贫血、乏力、虚弱者。

高丽参黄芪猪蹄汤

【原　料】 高丽参10克，黄芪30克，陈皮5克，猪蹄1只（重约200克），姜15克，精盐、植物油各适量。

【制　作】 将猪蹄洗净，剁成块。其余用料洗净，姜拍烂。锅放油爆香猪蹄和姜，放入锅内，加入其余用料及适量水。旺火煮沸后，改用小火煮至猪蹄熟烂，加入适量精盐调味。

【用　法】 佐餐食用。

【功　效】 补气扶正。适用于产后出血伴头晕、乏力者。

参芪山药母鸡汤

【原　料】 黄芪60克，党参30克，淮山药30克，大枣30克，母鸡肉200克，黄酒30毫升，精盐适量。

【制　作】 将鸡肉去油脂，剁成块。其余用料洗净。将全部用料放入锅内，加水适量，旺火煮沸后，改用小火炖至鸡肉熟烂，加入适量精盐调味。

【用　法】 佐餐食用。

【功　效】 健脾，益气，养血。适用于产后出血伴消化不良、虚弱者。

(三)产后恶露不下药膳

红豆醪糟蛋花汤

【原　料】 红小豆 50 克,醪糟 250 克,鸡蛋 1 个,红糖适量。

【制　作】 红小豆淘洗干净,加水煮烂。加入醪糟煮沸,鸡蛋磕开,搅拌均匀,淋入锅中,快速搅拌,蛋花飘起出锅,加适量红糖即成。

【用　法】 每日 1 次,餐前食用。

【功　效】 养血散瘀,利水通乳。适用于产后恶露少伴下腹不适、乳汁不足者。

米酒蒸螃蟹

【原　料】 螃蟹数只,米酒 1~2 汤匙。

【制　作】 将螃蟹洗净,放在碗内,上锅蒸。接近蒸熟时加入米酒,再蒸片刻即可。

【用　法】 饮汤,食蟹肉。

【功　效】 活血,滋阴养肾。适用于产后恶露少伴虚弱、乏力者。

三七茶

【原　料】 三七 5 克,花茶 3 克。

【制　作】 用三七的煎煮药液 250 毫升,泡花茶。

【用　法】 代茶饮用。

【功　效】 止血。适用于产后出血,恶露淋漓不净者。

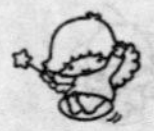

益母草当归茶

【原　料】 益母草5克，当归3克，花茶3克。

【制　作】 用前2味药煎煮300毫升药液，泡花茶。

【用　法】 代茶饮用，冲饮至味淡。

【功　效】 养血调经。适用于恶露瘀滞、下腹不适者。

桂圆大枣粥

【原　料】 桂圆肉、大枣各30克，大米60克，红糖适量。

【制　作】 将大米洗净，大枣去核，备用。桂圆肉、大枣、大米一同放入锅内，加水，大火烧开，改小火煮至粥粘，加入适量红糖即可。

【用　法】 加餐食用。

【功　效】 补气止血。适用于产后出血致虚弱、乏力、恶露不畅者。

红花糯米粥

【原　料】 红花、当归各10克，丹参15克，糯米100克，红糖适量。

【制　作】 将以上药先水煎，去渣取汁，加入洗净的糯米同煮成粥，加入适量红糖即成。

【用　法】 空腹温热食用。

【功　效】 活血化瘀。适用于产后腹痛、恶露不畅者。

桃仁莲藕汤

【原　料】 桃仁 10 克，莲藕 250 克，精盐适量。

【制　作】 将莲藕洗净切成块，与洗净的桃仁一同放入沙锅中，加适量水，煮汤，加入精盐即成。

【用　法】 加餐食用。

【功　效】 活血化瘀。适用于产后腹痛、恶露不下者。

益母草鸡肉汤

【原　料】 鲜益母草 100 克，鸡肉 250 克，葱白 6 克，香附 30 克，精盐适量。

【制　作】 将益母草用温水浸泡后洗净，香附、葱白、鸡肉用水洗净，葱白用刀拍碎，鸡肉切成小块。把益母草、葱花、香附和鸡肉一同放入煮锅内，加水，旺火烧开，改用小火煮至鸡肉熟烂，加入精盐调味即成。

【用　法】 佐餐食用。

【功　效】 活血化瘀，养血益气。适用于产后恶露瘀滞、下腹不适者。

(四)产后子宫复旧不全药膳

黄芪升麻母鸡汤

【原　料】 炙黄芪 15 克，升麻 10 克，大枣 15 枚，母鸡 1 只，精盐适量。

【制　作】 炙黄芪、升麻浸泡洗净，切成片后放入纱布袋中，扎紧纱布袋；将大枣冲洗干净，放入温水中浸泡片刻，

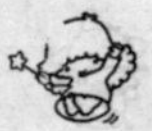

去核，待用。母鸡宰杀后去毛及内脏，洗净，放入沸水锅煮沸数分钟，捞出洗净。黄芪、升麻药袋及大枣一同塞入鸡腹内，加水适量，旺火烧开，改用小火慢炖至鸡肉熟烂，加入精盐即可。

【用　法】 佐餐食用。

【功　效】 补气健脾。适用于子宫复旧不良伴虚弱者。

白参乌鸡汤

【原　料】 白参3克，乌鸡1只，水发香菇20克，水发玉兰片15克，葱花、姜末、精盐、味精各适量。

【制　作】 将白参洗净，晒干，切成饮片，备用。将水发香菇、水发玉兰片分别清洗干净，香菇切成丝，玉兰片切成薄片，待用。将乌鸡宰杀，去毛、头骨及内脏，放入沸水锅焯透，捞出冲洗，放入盘内。将香菇丝、玉兰片，均匀放在鸡身周边，加白参饮片，浇入鸡汤，加入葱花、姜末、精盐、味精，将盘放入笼屉，大火蒸至熟烂即成。

【用　法】 佐餐食用。

【功　效】 补气健脾。适用于子宫复旧不良伴虚弱、乏力者。

归芪母鸡汤

【原　料】 当归、炙黄芪、益母草、大枣各30克，母鸡1只(约750克)，黄酒10毫升，精盐、姜各适量。

【制　作】 将黄芪、当归、大枣、益母草洗净，装入纱布袋内，扎紧口。活母鸡宰杀后，去毛及内脏，洗净，置沸水锅中煮沸数分钟,捞起,切成块。将药袋放入大沙锅内,加水适量,大火煮20分钟后,加入鸡块,继续用大火煮20分钟,撇去浮沫。加入黄酒、精盐、姜,改用小火慢煨至鸡肉熟烂,取出药袋即可。

【用　法】 佐餐食用。

【功　效】 益气补血,化瘀止痛。适用于子宫复旧不良伴贫血、虚弱、下腹疼痛者。

山楂红糖茶

【原　料】 山楂肉、红糖各适量。

【制　作】 山楂肉加水煎煮后,加入适量红糖即可。

【用　法】 代茶饮,每日1剂。

【功　效】 活血化瘀,收敛行气。适用于子宫复旧不良伴下腹疼痛者。

赤豆冬瓜皮茶

【原　料】 赤小豆20克,冬瓜皮10克。

【制　作】 将赤小豆、冬瓜皮洗净,加水煎至500毫升。

【用　法】 代茶饮,连服5日。

【功　效】 清热,凉血,止血。适用于子宫复旧不良伴低热、淋漓出血者。

白参莲子大枣粥

【原　料】 白参3克,莲子50克,大枣10枚,糯米50克。

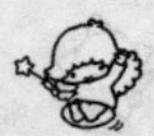

【制　作】 将白参洗净，烘干，研成细末，备用。将莲子、大枣洗净后放入沙锅，加入适量水，中火煮至莲子肉熟烂，放入淘洗干净的糯米，煮沸，用小火煮至粥粘稠时，加入白参细末，搅拌均匀即成。

【用　法】 早晚2次分服。

【功　效】 补气健脾。适用于子宫复旧不良伴虚弱者。

益母草粥

【原　料】 益母草30克，大米100克，红糖20克。

【制　作】 将益母草切成碎小段，放入沙锅，加水浓煎2次，每次30分钟。将2次药汁混合在一起，再浓缩至100毫升，备用。将大米淘洗干净，放入沙锅，加水煮至粘稠，待粥将成时，放入益母草浓缩汁和适量红糖搅拌均匀，再煮沸即成。

【用　法】 早晚2次分服。

【功　效】 活血化瘀，利水消肿。适用于产后子宫复旧不良伴下腹疼痛、恶露不净者。

参芪白术乌鸡汤

【原　料】 党参30克，黄芪30克，白术15克，大枣15克，乌鸡肉150克，生姜15克，精盐适量。

【制　作】 将鸡肉去油脂，洗净；其余用料洗净，姜拍碎，大枣去核。将全部用料放入锅内，加水适量，大火煮沸后，改用小火煮至鸡肉熟烂，加入精盐调味。

【用　法】 佐餐食用。

【功　效】 益气补虚。适用于产后子宫复旧不良伴虚弱、乏力者。

荠菜马齿苋猪肉汤

【原　料】 荠菜、马齿苋各60克，猪瘦肉200克，精盐适量。

【制　作】 将荠菜、马齿苋加水煎煮，取汁去渣。猪瘦肉洗净切成块，与药汁一同放入锅内，小火慢炖至肉熟烂，加入精盐即成。

【用　法】 佐餐食用。

【功　效】 凉血，止血。适用于产后子宫复旧不良伴淋漓出血者。

(五)产后腹痛药膳

当归羊肉汤

【原　料】 羊瘦肉500克，当归50克，姜30克，大茴香、桂皮、精盐各适量。

【制　作】 将当归、姜放入布袋，扎紧口，与洗净切成块的羊肉一同入锅，加入大茴香、桂皮和适量水，大火烧开，改为小火焖煮至羊肉熟烂。捞去大茴香、桂皮、药袋即成。

【用　法】 佐餐食用。每日1剂，分1~2次，温热食用。

【功　效】 散寒补血，温脾健胃，调经散风。适用于产后下腹怕冷伴疼痛者。

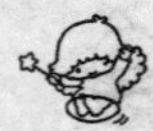

益母草煮鸡蛋

【原　料】 益母草 30 克，鸡蛋 2 个，红糖适量。

【制　作】 将益母草洗净和鸡蛋加水同煮，鸡蛋煮熟后剥去壳，放回锅中，加入红糖再煮 10 分钟即可。

【用　法】 吃鸡蛋，喝汤，每日 1 次，连服 1 周。

【功　效】 散瘀止痛。适用于产后下腹疼痛伴恶露不下者。

益母草红糖茶

【原　料】 茶叶 3 克，益母草 6 克，红糖 15 克。

【制　作】 将茶叶、益母草一同用沸水浸泡 15 分钟后，加入红糖即可。

【用　法】 代茶饮。

【功　效】 活血行气，调畅气血。适用于产后下腹疼痛伴恶露不下者。

川芎茶

【原　料】 茶叶 6 克，川芎 3 克。

【制　作】 将茶叶、川芎加水 300 毫升，煎至 150 毫升。

【用　法】 代茶饮。

【功　效】 活血化瘀，行气止痛。适用于产后下腹疼痛伴恶露少者。

山药羊肉粥

【原　料】 生山药50克,精羊肉、大米各100克。

【制　作】 将精羊肉与生山药分别加水煮烂,剁碎如泥状,与淘洗干净的大米一同熬煮成粥。

【用　法】 空腹温热食用。

【功　效】 益气补虚,温中暖下。适用于产后下腹疼痛伴虚弱、乏力者。

山 楂 粥

【原　料】 山楂15克,大米60克,红糖10克。

【制　作】 将山楂加水煎煮,去渣取浓汁,加入洗净的大米,煮成粥,煮好后加入适量红糖。

【用　法】 加餐食用。

【功　效】 开胃,助消化,活血化瘀,行气止痛。适用于产后下腹疼痛伴消化不良者。

归芪羊肉汤

【原　料】 当归15克,黄芪30克,姜15克,白芍12克,桂枝6克,羊肉150克,精盐适量。

【制　作】 将羊肉放入沸水锅内焯去血水,捞出切成块;其余用料洗净,姜拍烂。将全部用料放入锅内,加适量水,大火烧沸后,撇去浮沫,改用小火煮至羊肉熟烂,加入精盐即可。

【用　法】 佐餐食用。

【功　效】 益气养血,缓急止痛。适用于产后出血伴

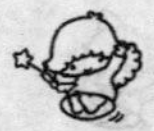

下腹疼痛者。

肉桂血藤紫河车汤

【原　料】 肉桂3克，鸡血藤30克，桂圆肉30克，新鲜紫河车1个，姜15克，精盐适量。

【制　作】 将紫河车冲洗干净，切成方块；其余用料洗净，姜拍烂。除肉桂外，其余用料放入锅内，加适量水，大火煮沸后，改小火煮至紫河车熟烂，放入肉桂，用文火再煮15～20分钟，加入精盐即成。

【用　法】 佐餐食用。

【功　效】 活血补血，散寒止痛。适用于产后恶露不畅伴下腹疼痛者。

当归熟地兔肉汤

【原　料】 当归15克，熟地黄15克，黑豆20克，兔肉150克，大枣20克，生姜15克，精盐适量。

【制　作】 将兔肉去油脂，切成块；其余用料洗净，姜拍烂。将全部用料放入锅内，加适量水，旺火烧开，改为小火煮至兔肉熟烂，加入精盐即成。

【用　法】 佐餐食用。

【功　效】 养血活血，温经止痛。适用于产后下腹怕凉伴疼痛者。

(六)产后虚弱药膳

黄芪乌鸡汤

【原　料】 乌鸡1只(重约750克),黄芪50克,精盐适量。

【制　作】 乌鸡去毛及内脏,留肝、肾,洗净;黄芪洗净,切成片,放入鸡腹内。将鸡入沙锅加适量水,旺火烧开,改为小火慢炖至乌鸡肉熟烂,加入精盐调味。

【用　法】 佐餐食用。

【功　效】 益气养血,滋补肝肾。适用于产后出血伴虚弱、乏力者。

天麻母鸡汤

【原　料】 母鸡1只,天麻10～15克,精盐适量。

【制　作】 母鸡去毛及内脏,洗净;天麻洗净,切成片,放入鸡腹内。将鸡放入沙锅中,加适量水,小火炖煮至鸡肉熟烂,加入精盐调味。

【用　法】 佐餐食用。

【功　效】 熄风定眩。适用于产后出血伴虚弱、头晕者。

丹参糖茶

【原　料】 丹参、益母草各60克,红糖适量。

【制　作】 将丹参、益母草放入沙锅中一同煎煮,取汁去渣,加入红糖即可。

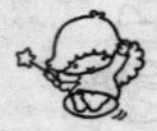

【用　法】 代茶饮。

【功　效】 补气，活血，化瘀。适用于产后恶露不畅、子宫复旧不良伴虚弱者。

黄芪茶

【原　料】 黄芪90克，黄酒、米醋各50毫升。

【制　作】 将黄芪放入沙锅中，放入黄酒和米醋，加入适量水一同煎煮，取汁去渣。

【用　法】 代茶饮。

【功　效】 益气固脱。适用于产后虚弱伴气短者。

五味子参枣茶

【原　料】 五味子30克，人参9克，大枣10枚，红糖适量。

【制　作】 将五味子、人参、大枣加水一同煎煮，取药汁，加入红糖即可。

【用　法】 代茶饮，每日1剂。

【功　效】 益气固脱。适用于产后虚弱伴失眠、心悸者。

百合鸡

【原　料】 母鸡1只，百合60克，姜、精盐、味精各适量。

【制　作】 将鸡宰杀后，去毛及内脏；百合洗净后放入鸡腹中。再将鸡放入锅中，加入适量水，放入姜片，旺火烧开，改文火炖煮至鸡肉熟烂，加入精盐、味精即可。

【用　法】 佐餐食用。

【功　效】 补气养血，健脾养心。适用于产后虚弱伴心烦、失眠者。

黄芪粥

【原　料】 黄芪20克，大米50克，红糖适量。

【制　作】 将黄芪放入沙锅中，加水200毫升，煎至100毫升，去渣留汁。大米煮粥，熟后加入药汁和红糖，再稍煮即成。

【用　法】 每日早晚各服1次。

【功　效】 益气固脱。适用于产后虚弱、乏力者。

当归羊肉芪姜汤

【原　料】 羊肉500克，当归60克，黄芪30克，姜30克，大枣10枚。

【制　作】 羊肉洗净后切成片，与当归、黄芪、姜、大枣一同放入沙锅中，加入适量水，小火炖汤。

【用　法】 佐餐食用。

【功　效】 行血逐瘀。适用于产后虚弱伴恶露不下者。

桂圆枣仁芡实汤

【原　料】 桂圆肉10克，芡实12克，炒枣仁10克，猪瘦肉100克。

【制　作】 猪瘦肉洗净切成薄片，与桂圆肉、芡实、炒枣仁一同放入沙锅中，加入适量水，小火炖汤。

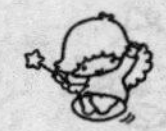

【用　法】 佐餐食用,每日1剂,连服5日。

【功　效】 补益气血。适用于产后虚弱伴乏力、气短者。

(七)产后发热药膳

归芪蒸鸡

【原　料】 嫩母鸡1只(重约500克),炙黄芪100克,当归20克,葱段、姜片、鲜汤、黄酒、精盐、味精、胡椒粉各适量。

【制　作】 鸡洗净,于沸水中焯透捞出,沥水。当归洗净,切成块,同黄芪一起放入鸡腹内。然后鸡腹部朝上放在盆中,摆上葱段、姜片,加入鲜汤、黄酒、胡椒粉,上笼蒸约2小时取出。加入精盐、味精即可。

【用　法】 佐餐食用。

【功　效】 补气,生血,清热。适用于产后低热伴贫血、出汗者。

冬虫夏草炖蛏干

【原　料】 冬虫夏草30克,蛏干60克。

【制　作】 将冬虫夏草用冷水浸泡片刻后略洗,与蛏干一同放入炖罐中,加水750毫升,小火炖2小时。

【用　法】 佐餐食用。

【功　效】 滋阴清热。适用于产后低热伴乏力者。

桃仁莲藕猪骨汤

【原　料】 桃仁10克，莲藕250克，猪骨500克。

【制　作】 桃仁去皮；莲藕洗净，切成薄片；猪骨头洗净剁成块。一同放入锅内，加水500毫升，大火煮沸，再改用小火慢煲1～2小时。

【用　法】 佐餐食用，每日1次，可连服3～7日。

【功　效】 活血化瘀，补血清热。适用于产后发热伴恶露不畅、下腹疼痛者。

地丁茶

【原　料】 紫花地丁、蒲公英、败酱草各30克，红糖适量。

【制　作】 将紫花地丁、蒲公英、败酱草加水500毫升，煎至400毫升，加入红糖即可。

【用　法】 代茶饮，每次200毫升，每日2次。

【功　效】 清热解毒。适用于产后发热、产褥感染者。

金银花蒲公英茶

【原　料】 金银花、蒲公英各30克，薄荷10克，白糖适量。

【制　作】 将金银花、蒲公英一同加水500毫升，煮20分钟。再加入薄荷煮5分钟，去渣取汁，加入白糖。

【用　法】 代茶饮，每日3～4次，连服3日。

【功　效】 清热解毒，凉血化瘀。适用于产后发热、产褥感染者。

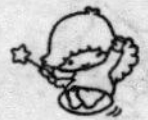

桃仁粥

【原　料】桃仁10～15克，大米75克，红糖适量。

【制　作】先把桃仁捣烂如泥，加水研成汁，去渣。取汁同大米煮成稀粥，加入红糖。

【用　法】空腹温热食用，每日1次。

【功　效】活血、祛瘀、清热。适用于产后发热伴下腹疼痛者。

三妙鹌鹑汤

【原　料】肥嫩鹌鹑1只（重约100克），薏苡仁30克，黄柏12克，苍术6克，精盐适量。

【制　作】鹌鹑宰杀后，去毛及内脏，洗净。薏苡仁炒熟，黄柏、苍术洗净。把全部用料放入锅中，加入适量水，用大火煮沸后，改为小火煲至鹌鹑肉熟烂，汤成后去药渣，加精盐调味。

【用　法】佐餐食用，每日1～2次，可连服3日。

【功　效】清热，去湿，利水。适用于产后发热伴水肿者。

蒲公英薏苡仁瘦肉汤

【原　料】猪瘦肉250克，蒲公英、生薏苡仁各30克，精盐适量。

【制　作】将猪瘦肉洗净切成薄片，与蒲公英、生薏苡仁一起放入锅中，加入适量水。大火煮沸后，改小火煲1小时，加入精盐调味即可。

【用　法】 佐餐食用，每日2次，连用2～3日。

【功　效】 清热解毒，利水。适用于产后发热伴水肿者。

芪归防风猪肉汤

【原　料】 黄芪20克，当归10克，防风10克，猪瘦肉150克，姜20克，大枣20克，精盐适量。

【制　作】 将猪瘦肉去油脂切成小方块，其余用料洗净，大枣去核，姜拍碎。全部用料放入锅内，加入适量水，小火煮1小时，加入精盐调味即可。

【用　法】 佐餐食用。

【功　效】 祛寒益气。适用于产后着凉受风后发热者。

贝母甲鱼

【原　料】 甲鱼1只，川贝母5克，鲜鸡汤1 000毫升，精盐、黄酒、花椒、姜、葱各适量。

【制　作】 将甲鱼切成块，放蒸钵中，加入川贝母、精盐、黄酒、花椒、姜、葱及鲜鸡汤，上笼蒸1小时。

【用　法】 佐餐食用。

【功　效】 养阴清热。适用于产后发热伴咳嗽、咳痰者。

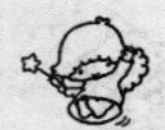

(八)产后身痛药膳

海马大枣炖羊肉

【原　料】 羊肉250克,海马10克,大枣5枚,姜、精盐各适量。

【制　作】 大枣去核,海马、姜洗净。羊肉洗净,切成方块,入沸水中煮数分钟捞出。把全部用料放入炖盅,加适量开水,盖好盅盖,隔水小火炖2小时,加入精盐即可。

【用　法】 佐餐食用。

【功　效】 滋阴温肾,益气补血。适用于产后腰膝酸软伴身痛者。

玉竹淮山药兔肉汤

【原　料】 兔肉250克,玉竹、淮山药各30克,大枣5枚,精盐适量。

【制　作】 将玉竹、淮山药、去核后的大枣洗净;兔肉洗净,切成块。把全部用料放入锅内,加入适量水,大火煮沸后,改用小火慢炖至兔肉熟烂,加入精盐。

【用　法】 佐餐食用。

【功　效】 养阴活络。适用于产后虚弱、乏力伴身痛者。

山楂红糖茶

【原　料】 山楂30克,红糖15克。

【制　作】 山楂洗净,加水煎煮10分钟,放入红糖。

【用　法】 空腹代茶饮。

【功　效】 活血化瘀，收缩子宫，行气止痛。适用于产后恶露不畅伴身痛者。

葱姜糖茶

【原　料】 葱白3根，姜20克，红糖适量。

【制　作】 葱白、姜加水煎煮15分钟，取汁，加入红糖饮用。

【用　法】 代茶饮，每日2次，连服3日。

【功　效】 温经，散寒，除湿。适用于产后着凉受风后身痛者。

香附去痛粥

【原　料】 香附12克，鸡血藤15克，益母草15克，当归9克，川芎5克，大米100克，红糖适量。

【制　作】 将以上中药放入沙锅中水煎，去渣取汁，放入洗净的大米，再加入适量的水煮为稠稀适宜的粥，加入红糖即可。

【用　法】 每日2次，温热食用。

【功　效】 活血化瘀，通经止痛。适用于恶露不畅伴产后身痛者。

防风粥

【原　料】 防风15克，葱白2根，大米100克。

【制　作】 将防风、葱白水煎，去渣取汁。将洗净的大米煮成粥，待粥将熟时加入药汁，煮成稀粥即成。

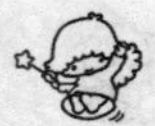

【用　法】 温热食用，每日2次。

【功　效】 祛风解表。适用于产后着凉受风后身痛者。

黄芪当归鸽子汤

【原　料】 黄芪30克，当归10克，大枣6枚，鸽子1只。

【制　作】 将鸽子宰杀，去毛及内脏，与黄芪、当归、大枣一同放入锅内，加水适量煮至鸽子肉熟烂。

【用　法】 佐餐食用，每日1剂。

【功　效】 益气补血。适用于产后出血，虚弱乏力伴身痛者。

枸杞生姜排骨汤

【原　料】 猪排骨500克，枸杞子、姜片各20克，小茴香、花椒、大茴香、精盐各适量。

【制　作】 将猪排骨剁成块，与枸杞子、姜片及小茴香、花椒、大茴香等调料一同放入锅内，加入适量水，炖至排骨肉熟烂，加入精盐调味。

【用　法】 佐餐食用。

【功　效】 补气，活血，舒筋。适用于产后乏力、头晕伴身痛者。

(九)产后头痛药膳

黄芪当归炖母鸡

【原 料】 黄芪100克,当归50克,母鸡1只。

【制 作】 母鸡宰后去毛及内脏,清洗干净。黄芪、当归放入鸡腹,将鸡放在炖盅内,加入适量配料及水,放入锅内隔水用大火烧沸,改用小火炖至母鸡肉熟烂。

【用 法】 佐餐食用。

【功 效】 补血益气。适用于贫血、虚弱、乏力伴产后头痛者。

川芎蛋

【原 料】 川芎9克,鸡蛋2个,葱白5根。

【制 作】 川芎、葱白、鸡蛋一起水煮,鸡蛋熟后剥去皮再煮片刻。

【用 法】 代茶饮,吃鸡蛋。

【功 效】 祛风散寒。适用于产后着凉受风后出现头痛者。

川芎白芷茶

【原 料】 川芎12克,白芷10克。

【制 作】 川芎、白芷水煎取汁。

【用 法】 代茶饮,每日1剂。

【功 效】 散风寒。适用于产后着凉受风后出现头痛、鼻塞者。

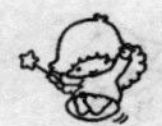

(十)产后咳喘药膳

白杏炖雪梨

【原　料】 白杏10个,雪梨1个,冰糖适量。

【制　作】 将白杏、雪梨、冰糖一同放入炖盅内,加水250毫升,隔水炖1小时。

【用　法】 吃雪梨,饮汤,每日2次。

【功　效】 清热润肺,化痰止咳。适用于阴虚型产后乏力、自汗、咳嗽少痰者。

核桃人参茶

【原　料】 核桃仁、人参各6克。

【制　作】 水煎取汁。

【用　法】 代茶饮。

【功　效】 滋阴益气,止咳平喘。适用于气虚型产后咳嗽无力、气喘者。

杏橘姜茶

【原　料】 红茶叶、橘皮各2克,姜20克,杏仁3克,红糖适量。

【制　作】 红茶叶、橘皮、姜、杏仁一同放入茶杯中,以沸水冲泡10分钟,加入红糖即可。

【用　法】 代茶饮用。

【功　效】 散寒止咳。适用于外感风寒型产后咳喘者。

百合杏仁粥

【原　料】 鲜百合50克，杏仁10克，大米50克，冰糖适量。

【制　作】 杏仁去皮捣碎，同鲜百合、大米一同煮成稀粥，加入冰糖。

【用　法】 早晚餐温热食用。

【功　效】 润肺止咳，清心安神。适用于阴虚型产后乏力、自汗、咳喘少痰者。

双仁大米粥

【原　料】 桃仁15克，杏仁9克，大米100克。

【制　作】 将桃仁、杏仁去皮，捣碎用水研成汁，与淘洗干净的大米一同放入锅中，加入适量水，煮成稀粥。

【用　法】 早晚餐温热食用。

【功　效】 活血化瘀，宣肺止咳。适用于产后肺实热引起的咳喘、积食、痰多者。

雪梨银耳汤

【原　料】 水发银耳400克，雪梨250克，冰糖适量。

【制　作】 将雪梨去皮，切成滚刀块，与水发银耳一同煮15分钟，加入冰糖。

【用　法】 早晚饮用。

【功　效】 滋阴，润肺，止咳。适用于阴虚型产后乏力、自汗、咳嗽少痰者。

（十一）产后排尿异常药膳

海蜇莴苣丝

【原　料】 莴苣250克，海蜇皮150克，芝麻酱30克，香油、白糖、精盐、味精各适量。

【制　作】 莴苣去皮，切成细丝，用精盐腌渍20分钟，挤出水分；海蜇皮洗净切成细丝，用凉水冲洗后沥水。两者放在一起，调入芝麻酱、香油、白糖、精盐、味精搅拌均匀。

【用　法】 佐餐食用。

【功　效】 利尿，通乳。适用于产后排尿不畅伴乳汁不足者。

清炖鲫鱼

【原　料】 鲫鱼250克，笋片25克，水发香菇5只，黄酒、精盐、胡椒粉、葱、姜各适量。

【制　作】 笋片、香菇分别洗净，切成片。鲫鱼去鳞、鳃及内脏，用黄酒、精盐、胡椒粉腌渍20分钟，取出放在碗内。把香菇片及笋片摆放在鲫鱼上面，加少量黄酒，放入葱段、姜片，然后置于蒸笼中蒸1小时。

【用　法】 佐餐温热食用。

【功　效】 补气，利水，消肿。适用于气虚型产后疲乏无力、排尿不畅伴水肿者。

黄芪甘草茶

【原　料】 生黄芪120克，甘草24克。

【制　作】 水煎取汁。

【用　法】 代茶饮，每日1剂。

【功　效】 益气利尿。适用于产后尿潴留伴虚弱者。

玉米须冬瓜茶

【原　料】 玉米须100克，冬瓜250克，白糖适量。

【制　作】 玉米须、冬瓜加水500毫升煎煮，煮沸后加入白糖即可。

【用　法】 代茶饮。

【功　效】 清热利尿。适用于湿热型产后尿潴留、排尿不畅、尿痛伴水肿者。

枸杞粥

【原　料】 枸杞叶30克，枸杞子20克，大米50克，白糖适量。

【制　作】 枸杞叶、枸杞子用水洗净后，略微浸泡。大米、枸杞叶加入适量水煮成稀粥。半熟时加入枸杞子，熟后加入白糖调匀。

【用　法】 早晚餐食用。

【功　效】 补肾滋阴。适用于肾阴虚型产后尿潴留、腰膝酸软伴排尿不畅者。

冬瓜瘦肉汤

【原　料】 鲜荷叶2块，冬瓜500克，猪瘦肉200克，精盐适量。

【制　作】 荷叶、冬瓜、猪瘦肉分别用水洗净。冬瓜带

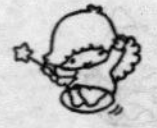

皮切成块。猪瘦肉切成方块。然后将所有材料一起放入锅中,加入适量水,炖煮1小时,加入精盐即成。

【用　法】 佐餐食用。

【功　效】 解暑去湿,通便利尿。适用于肝郁引起的产后头晕、咽痛、尿少伴胁肋部不适者。

(十二)产后便秘药膳

菠菜猪肝

【原　料】 菠菜250克,猪肝100克,调味品、生姜粉、植物油、精盐各适量。

【制　作】 菠菜去根,洗净,切成小段;猪肝洗净,切成薄片,用调味品、生姜粉拌匀,腌制10分钟。锅内放入适量水,煮沸,放入菠菜及适量植物油,煮至菠菜刚熟,再放入猪肝煮至熟透,加入精盐即成。

【用　法】 佐餐食用。

【功　效】 滋阴养血,润肠通便。适用于血虚型产后便秘伴贫血、乏力者。

豆尖豆腐

【原　料】 豆腐、豌豆苗尖各250克,精盐适量。

【制　作】 水煮沸后,把豆腐切成方块下锅。煮沸后下豌豆苗尖,烫熟起锅,加入精盐。

【用　法】 佐餐食用。

【功　效】 补气,通便。适用于气虚型产后便秘伴虚弱、乏力者。

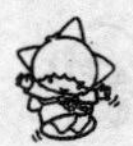

当归炖鸡

【原　料】 母鸡1只，当归30克，姜、葱、胡椒粉、精盐各适量。

【制　作】 将母鸡宰杀后去毛及内脏，洗净。当归略微冲洗，葱切成段，姜切成片。把母鸡放入沙锅内，加入当归、姜、葱及水，旺火烧开后，改用小火慢炖至鸡肉熟烂，撒上胡椒粉及精盐。

【用　法】 佐餐食用。

【功　效】 补气养血，润肠。适用于气血两虚型产后贫血、乏力伴便秘者。

白萝卜蜂蜜饮

【原　料】 白萝卜100克，蜂蜜适量。

【制　作】将白萝卜洗净去皮，切碎捣烂，置纱布中挤汁，调入蜂蜜。

【用　法】 代茶饮，每日1次。

【功　效】 润肠通便。适用于产后便秘伴腹胀者。

菜　茶

【原　料】 青菜汁200毫升，白糖适量。

【制　作】 青菜汁煮沸，加入白糖。

【用　法】 代茶饮，每日1次。

【功　效】 润肠通便。适用于产后便秘、排便不畅者。

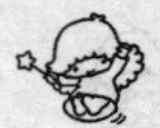

松子仁粥

【原　料】 松子仁 30 克,糯米 50 克,蜂蜜适量。

【制　作】 将松子仁捣烂,同糯米一起放锅内加水,旺火烧开后,改为小火煮成稀粥,调入蜂蜜。

【用　法】 早晚食用,连用 3 日。

【功　效】 养血润肠。适用于产后大便干结、排便困难者。

紫苏麻仁粥

【原　料】 紫苏子 10 克,火麻仁 15 克,大米 100 克。

【制　作】 将紫苏子、火麻仁捣烂,加水研调,取汁,与大米一起煮成稀粥。

【用　法】 早晚温热食用。

【功　效】 润肠通便。适用于产后便秘伴腹胀者。

罗汉白果羹

【原　料】 罗汉果 1 个,白果仁 50 克,淀粉适量。

【制　作】 将白果仁在沸水中煮数分钟,捞出浸入冷水,去掉果仁外衣。将罗汉果敲开,加入适量开水浸泡 30 分钟,取汁与白果仁一同用小火煮至白果仁熟烂,用湿淀粉勾芡即成。

【用　法】 佐餐食用。

【功　效】 清肺止咳,润肠通便。适用于产后咳嗽伴便秘者。

地黄核桃猪肠汤

【原　料】　猪大肠 250 克,核桃仁 120 克,熟地黄 60 克,大枣 10 克,精盐适量。

【制　作】　将核桃仁用开水烫后去衣,大枣去核洗净。猪大肠洗净切成小段,与熟地黄、大枣、核桃仁一同放入沙锅内,加入适量水,大火煮沸,改用小火炖至猪大肠熟烂,加入精盐。

【用　法】　佐餐食用。

【功　效】　滋肾补肺,润肠通便。适用于血虚型产后便秘伴贫血者。

(十三)产后腹泻药膳

小蒜蛋

【原　料】　小蒜 120 克,鸡蛋 2 个,植物油适量。

【制　作】　将小蒜洗净切碎,加入鸡蛋中搅拌均匀,一同下热油锅中煎熟。

【用　法】　佐餐食用。

【功　效】　温中止泻。适用于产后受凉引起的腹泻。

山楂茶

【原　料】　山楂、白糖各适量。

【制　作】　将山楂炒焦研成细末,每次取 10 克,用沸水冲调后,加入白糖。

【用　法】　代茶饮,每日 2 次。

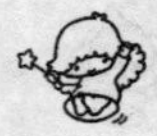

【功　效】 消食，健脾，止泻。适用于产后消化不良引起的腹泻。

胡椒红糖茶

【原　料】 茶叶 3 克，红糖 15 克，胡椒 2 克。

【制　作】 胡椒研成细末，与茶叶、红糖放在一起，开水冲调。

【用　法】 代茶饮，每日 1 次。

【功　效】 温中，化滞，止痢。适用于产后受寒引起的腹泻。

山楂姜糖茶

【原　料】 炒山楂 30 克，姜 10 克，红糖 15 克。

【制　作】 炒山楂、姜、红糖一同放入锅中，加入适量水，煎煮后取汁。

【用　法】 代茶饮。

【功　效】 消食止泻。适用于产后受凉引起消化不良腹泻。

干姜茶

【原　料】 绿茶 6 克，干姜末 3 克。

【制　作】 将绿茶、干姜末放在一起，用沸水冲泡，加盖，浸泡 10 分钟。

【用　法】 代茶饮。

【功　效】 温中，散寒，祛湿，止泻。适用于产后受寒引起的腹泻。

银花莲子粥

【原　料】 金银花 15 克，莲子 10 克，大米 100 克，白糖适量。

【制　作】 将金银花煎煮，去渣取汁。用药汁加适量水，和莲子、大米一同煮成稀粥。粥成后加入白糖调味。

【用　法】 每日 2 次，温热食用。

【功　效】 清热，祛湿，止泻。适用于产后腹泻伴低热者。

玫瑰花粥

【原　料】 玫瑰花 4 克，金银花 10 克，绿茶、甘草、黄芩各 6 克，大米 100 克，白糖适量。

【制　作】 将玫瑰花、金银花、绿茶、甘草、黄芩一同煎煮，去渣取汁，加入淘洗干净的大米，煮成稀粥，加入白糖即成。

【用　法】 早晚餐温热食用。

【功　效】 清热解毒，祛湿止泻。适用于产后腹泻伴低热者。

萝卜子内金牛肚粥

【原　料】 牛肚 100 克，萝卜子、鸡内金各 10 克，大米 50 克，精盐、味精各适量。

【制　作】 将牛肚洗净，切成小丁块。将萝卜子、鸡内金一同用纱布包好。大米洗净，与牛肚丁、药袋一起放入锅内，加入适量水煮成稀粥，捞出药袋，加入精盐、味精调味。

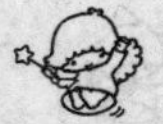

【用　法】 早晚温热食用。

【功　效】 健脾开胃，消食导积。适用于产后积食、消化不良引起的腹泻。

曲末粥

【原　料】 神曲15克，大米50克，红糖适量。

【制　作】 把神曲捣碎，加水煎煮，去渣取汁，加入洗净的大米一同煮为稀粥，加入红糖调味。

【用　法】 早晚餐空腹温热食用。

【功　效】 健脾，和胃，止泻。适用于产后消化不良引起的腹泻。

（十四）产后失眠药膳

柏子仁炖猪心

【原　料】 柏子仁10克，猪心1个，精盐适量。

【制　作】 将猪心洗净，剖开，放入柏子仁，置于沙锅内，加入适量水，小火炖熟，加入精盐。

【用　法】 佐餐食用，每日1剂。

【功　效】 补血安神。适用于产后失眠伴心悸者。

桂圆肉煮鸡蛋

【原　料】 桂圆肉30克，鸡蛋1个，红糖适量。

【制　作】 将桂圆肉、鸡蛋一同放入锅中，加入适量水，煮至鸡蛋熟。取出鸡蛋去壳后放入锅中再煮10分钟，加入红糖。

【用　法】 佐餐食用,每日2次。

【功　效】 养血安神。适用于产后虚弱、乏力伴入睡困难者。

桑葚酸枣仁茶

【原　料】 桑葚20克,酸枣仁5克。

【制　作】 桑葚、酸枣仁一同水煎取汁。

【用　法】 代茶饮,每日1剂。

【功　效】 养血安神。适用于产后失眠、多梦者。

合欢花粥

【原　料】 合欢花30克,大米50克,红糖适量。

【制　作】 将合欢花、大米、红糖一同放入锅内,加入适量水,用小火煮至粥稠稀适宜即成。

【用　法】 睡前温热食用,每日1次。

【功　效】 解郁,安神,活血。适用于产后失眠伴有抑郁症状者。

养心粥

【原　料】 人参10克(或党参30克),大枣10枚,麦冬、茯神各10克,糯米100克,红糖适量。

【制　作】 将人参切成片,与麦冬、大枣、茯神水煎取汁,与洗净的糯米一同煮成稀粥,加入红糖即成。

【用　法】 每日1次,温热食用。

【功　效】 益气健脾,养心安神。适用于产后虚弱、入睡困难者。

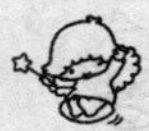

八宝粥

【原　料】 芡实、薏苡仁、白扁豆、莲肉、山药、大枣、桂圆肉、百合各6克，大米150克，红糖适量。

【制　作】 将药放在一起水煎20分钟，加入洗净的大米煮成稀粥，加入红糖即成。

【用　法】 每日2次，连服3日。

【功　效】 健脾和胃，补肾益气，养心安神。适用于产后食欲不振、入睡困难、早醒者。

玫瑰花羊心汤

【原　料】 鲜玫瑰花、羊心各50克，精盐适量。

【制　作】 将羊心洗净切成片，与玫瑰花一同放入锅中，加入适量水，旺火烧开，改为小火煮至羊心熟烂，加入精盐即成。

【用　法】 佐餐食用。

【功　效】 疏肝，安神。适用于产后失眠、多梦者。

芹菜合欢汤

【原　料】 鲜芹菜100克，合欢花30克，精盐适量。

【制　作】 将芹菜洗净切成2厘米长的段，同合欢花一起放入锅中，加适量水煮成汤，煮好后，加入精盐。

【用　法】 睡前服用。

【功　效】 清肝，养心，安神。适用于产后睡眠欠佳、心情烦躁者。

(十五)产后乳汁外溢药膳

当归芡实母鸡汤

【原　料】 母鸡1只,当归10克,芡实5克,葱、姜、蒜、精盐、味精各适量。

【制　作】 将母鸡去内脏洗净,过沸水,去淤血,同葱、姜、蒜下锅煮成白汤。当归、芡实一同用纱布包好。取鸡汤加适量水,放入药包,再煎20分钟即可。

【用　法】 佐餐食用。

【功　效】 补气血,收敛。适用于产后虚弱、乏力、乳汁外溢者。

党参大枣粥

【原　料】 小米50克,大枣20枚,党参10克。

【制　作】 将小米淘洗干净,大枣洗净,党参用纱布包好,所有用料一同下锅,加入适量水,旺火烧开后改文火煮成稀粥。

【用　法】 加餐服用。

【功　效】 补气血,收敛。适用于产后虚弱、乏力、乳汁外溢者。

莲子郁金柴胡饮

【原　料】 莲子18克,郁金9克,柴胡9克。

【制　作】 将莲子、郁金、柴胡一同下锅煎煮,去渣取汁。

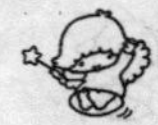

【用　法】 代茶饮。

【功　效】 疏肝，补气。适用于产后食欲欠佳、乏力伴乳汁外溢者。

（十六）产后缺乳药膳

穿山甲核桃末

【原　料】 核桃10个，穿山甲末3克，黄酒适量。

【制　作】 核桃去皮捣烂，与穿山甲末搅和在一起。

【用　法】 每日1剂，黄酒送服。

【功　效】 活血催乳。适用于产后恶露不畅、乳汁不足者。

猪蹄通草汤

【原　料】 猪蹄2只，通草30克，葱、姜、蒜、精盐、味精各适量。

【制　作】 猪蹄洗净，从中间分开，过沸水后捞出；通草用纱布包好。将猪蹄、通草药包、葱、姜、蒜一同下锅加适量水，小火炖至猪蹄熟烂，取出药包。

【用　法】 佐餐食用，吃猪蹄，喝汤。

【功　效】 活络通乳。适用于产后各种原因所致的乳汁不足者。

红糖煮豆腐

【原　料】 豆腐250克，红糖30克，黄酒1盅。

【制　作】 豆腐切成见寸方块，加入红糖，加水适量，旺火烧开，改文火慢炖10分钟，加黄酒即可。

【用　法】 加餐食用。

【功　效】 活血催乳。适用于产后各种原因所致的乳汁不足者。

白玉黄花菜

【原　料】 黄花菜20克，嫩豆腐50克，香菇5个，葱、植物油、精盐、味精各适量。

【制　作】 黄花菜洗净，用水浸润，摘去花蒂，切成2段。嫩豆腐切成方块；香菇浸润后，去蒂切成丝；葱切成丝。炒锅内放入植物油，烧至八成热时放葱略爆炒，再放入黄花菜、香菇丝同炒，撒入盐、味精即可起锅。把锅洗净，放入植物油少许，大火待油热改小火，放入嫩豆腐，煎成金黄色，加盐少许。再把先炒好的黄花菜、香菇丝倒入，加水少许，略焖即可。

【用　法】 佐餐食用。

【功　效】 催乳，利水，美容。适用于产后颜面水肿伴乳汁不足者。

西瓜子当归茶

【原　料】 西瓜子60克，当归15克。

【制　作】 将西瓜子、当归一同入沙锅，加水适量，煎取汁液即可。

【用　法】 代茶饮。

【功　效】 养血通乳。适用于产后贫血伴乳汁不足者。

鲤鱼汁粥

【原　料】 鲤鱼1条，大米100克，姜末少许，香油、黄酒、精盐各适量。

【制　作】 将活鲤鱼剖开去内脏，勿去鱼鳞，洗净后以小火煮汤，同时加入姜末、黄酒，煮至鱼肉脱骨刺为止，去骨刺留汁备用。大米洗净煮成粥，待粥汁粘稠时，加入鱼汁与精盐调匀，稍煮片刻即成。

【用　法】 食用时加入香油及精盐。

【功　效】 利水，消肿，催乳。适用于产后水肿、尿少伴乳汁不足者。

猪蹄通乳羹

【原　料】 猪蹄2只，当归60克，党参30克，黄芪30克，漏芦9克，王不留行8克，通草6克，姜、葱、精盐各适量。

【制　作】 将猪蹄去毛洗净，将上述药物用纱布包好，一起放入锅内，加入适量水，放入葱、姜，小火清炖至猪蹄熟烂，加入精盐。

【用　法】 佐餐食用。

【功　效】 补血通乳。适用于产后各种原因所致的乳汁缺少者。

黄花豆腐瘦肉汤

【原　料】 猪瘦肉200克，黄花菜30克，豆腐150克，精盐、味精各适量。

【制　作】 黄花菜用水浸软,洗净;猪瘦肉洗净;豆腐切成大块。将黄花菜、猪瘦肉一起放入锅内,加入适量水。大火煮沸后,改用小火煲1小时,再加入豆腐煲10分钟左右,加入精盐、味精。

【用　法】 佐餐食用。

【功　效】 清热滋阴,通乳。适用于产后阴虚、低热伴乳汁不足者。

猪蹄莴苣当归汤

【原　料】 猪蹄2只,当归、王不留行各30克,通草10克,莴苣20克,精盐、味精各适量。

【制　作】 猪蹄去毛洗净,用刀划口;当归、王不留行、通草3味中药用纱布包好。将猪蹄、药包一起放入沙锅中,加水适量,小火炖至猪蹄熟烂脱骨时,取出药袋,下莴苣片,稍煮片刻,加入精盐、味精即可。

【用　法】 佐餐食用。

【功　效】 通络下乳。适用于产后各种原因所致的乳汁缺少者。

(十七)产后恢复体形药膳

健胸鸡汤

【原　料】 乌骨鸡1只,桂圆3克,枸杞子3克,当归3克,肉苁蓉3克,人参2克,米酒100毫升。

【制　作】 将上述药材用纱布包好。乌骨鸡洗净,切成块,入沙锅加水适量,煲汤。待鸡肉炖煮半小时后,加药

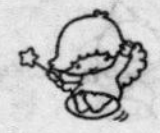

包和米酒，再炖煮半小时即成。

【用　法】 佐餐食用。

【功　效】 舒筋通络，健胸。适用于产后健胸。

冰糖木瓜

【原　料】 木瓜1个（约250克），冰糖适量。

【制　作】 将木瓜洗净，去籽去皮，切成方块，加入水适量，大火煮沸后，炖煮片刻，加入冰糖即可。

【用　法】 随意食用，吃木瓜，喝汤。

【功　效】 健胸丰胸。适用于产后胸部欠丰满者。

美腿美臀茶

【原　料】 大青叶3克，乌梅2.5克，陈皮2克，山楂2克，甜菊0.5克。

【制　作】 上述原料放入煎锅，加入适量的水，浸泡5分钟，煎煮片刻，过滤残渣，即可饮用。

【用　法】 代茶饮。

【功　效】 消除腿部、臀部脂肪。适用于产后臀部肥大、双腿粗壮者。

第六章　特殊人群怎样坐月子

一、妊娠期高血压病

【表　现】

妊娠期高血压病是妊娠引起的特发性疾病，一旦妊娠结束后，绝大多数产妇的症状都有明显的好转，血压下来了，水肿及蛋白尿也就消退了。但是少数重症产妇，分娩后症状仍然存在，需要经过一段时间的治疗后才会慢慢康复。

【处　理】

患有妊娠期高血压病的产妇，产后仍然不能掉以轻心，家人一定要给予更多的关怀和支持，使产妇从思想上得到安慰，这样有利于病情的好转。因为产妇在分娩前后的一段时间里消耗严重，抵抗力显著下降，所以要保持愉快的心情，保证充分的休息和睡眠，避免劳累，给以高蛋白、低脂肪饮食，以促进体力尽快的恢复。

产后仍然应该严密观察病情的变化，注意子宫底的高度及阴道出血情况，要按摩下腹部，促进子宫的收缩，防止产后出血。

如果产妇出现血压升高、蛋白尿、头痛、视力模糊、右上腹痛等症状并有所加重，预示有发生抽搐的危险，尤其是在产后 24～48 小时内，应该与医生联系，并积极配合，接受仔

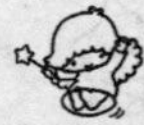

细的检查和必要的治疗。

如果出现头痛、呕吐、抽搐，甚至意识障碍和肢体瘫痪，应当想到产后出血性脑血管疾病的可能，要积极抢救。此时，若产妇在家中，不要随意搬动，应立即呼叫救护车送往医院治疗。

如果出现轻微的头痛，偏瘫，或伴有语言障碍，但意识清楚，要想到脑血管阻塞的可能，应积极治疗，千万不能粗心大意，贻误时机，造成不可挽回的损失。

另外，患有妊娠期高血压病的产妇，下次怀孕症状会加重，还可能患慢性肾炎，所以要尽量避免再次妊娠。

二、妊娠合并心脏病

【诱　因】

心脏病患者妊娠后，在妊娠期、分娩期及产褥期都可以加重心脏的负担，促使心力衰竭，严重时会危及生命。

因为妊娠期间，孕妇的循环血量增加，在妊娠32周时达到高峰，加重了心脏的负担。子宫的增大，使横膈上升，心脏移位，大血管扭曲，心脏的后负荷增加，也加重了心脏的负担，容易出现心力衰竭。

分娩期，由于子宫强烈的收缩，进入第二产程后屏气用力，肺及其他内脏的血液被挤向心脏，使心脏的排血量比临产前增加了40%，更加重了心脏的负担。

产后由于横膈突然下降，心脏复位，腹压骤减，子宫缩小，子宫血窦内大量血液涌入血液循环；下腔静脉的压迫解除后大量血液回流心脏，猛然加重了心脏的负担；分娩后

1～2周内，组织间隙内潴留的大量液体需要经过血液循环排出体外，又大大加重了心脏的负担。

【表　现】

发生心功能衰竭时，产妇有心率加快、气急、发绀、胸闷等表现。

上述这些变化在心脏功能正常的孕产妇可以通过生理调节来适应，但是对于本来有心脏病的孕产妇来说就很难适应这些变化。由于心脏功能更进一步的减退，容易在妊娠32周左右，分娩期的第二产程，产后6～8天(尤其是1～3天)，有发生急性心力衰竭及其他严重后果的危险。所以，患有心脏病的产妇，在医生的严密监护下已经顺利地度过了妊娠期及分娩期时，也千万不可因胎儿已经娩出而疏于监护，麻痹大意。

【处　理】

为了预防产后心力衰竭的发生，应该从以下几方面加以注意：

第一，要保持稳定的情绪，不要激动，消除焦虑，家里人也不要惹产妇生气。

第二，保证充足的休息和睡眠，可以请别人带孩子，心功能Ⅱ级以上者要绝对卧床休息5～10天，但是在床上应该经常活动下肢，促进静脉血液的回流，防止血栓形成。心功能改善后，可在监护下根据自己的身体状况，由小到大逐渐增加运动量。

第三，仍然给以低盐饮食，并且食物要易于消化，不可吃太油腻的食品，以防增加消化负担。要少吃多餐，一次不能吃得太饱，尤其晚餐不要吃得过饱。

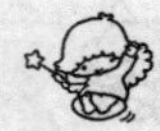

第四,注意清洁卫生,会阴垫要消毒,经常更换,保持会阴部干爽,并且要注意子宫收缩情况,严防产后出血和产后感染的发生。

第五,心功能Ⅲ级以上的产妇不宜哺乳,可在医生指导下回奶。

第六,绝育手术一般在产后1周施行,或者在心力衰竭控制后,体力得到恢复再做。

一般来说,产后应住院观察2周,待病情稳定后再出院。出院后仍然应按照医生的指导,安全度过产褥期。

三、妊娠合并糖尿病

妊娠合并糖尿病为高危妊娠,包括原有糖尿病患者妊娠以及妊娠期发生糖尿病者。妊娠期患糖尿病的产妇,再次妊娠时复发率可高达33%~56%,也有25%~70%的妊娠期糖尿病妇女,在以后的16~25年内发展为真性糖尿病。因此,妊娠期糖尿病的诊断,提供了一次检出糖尿病高危人群的良机。通过产后定期随访和检查,可以及时发现糖尿病,并且通过一系列的干预措施,减少糖尿病的发病率或者延迟发病期。

【表 现】

妊娠期间化验血糖升高,体形肥胖,胎儿巨大,常合并羊水过多、妊娠高血压等。

【处 理】

妊娠合并糖尿病的产妇,产后应在医生的指导下及时检测血糖、尿糖和酮体,调整胰岛素的用量,并要注意低血糖的发生。多数产妇可以减少或停止使用胰岛素，继续坚持控制饮食，减少糖类和脂肪的摄入，适当增加锻炼，保持体重在正常范围，可以减少和推迟糖尿病的发生。

哺乳可以减少胰岛素的用量，促进恢复，因此应鼓励妊娠糖尿病产妇实行母乳喂养。原有糖尿病的产妇应根据疾病程度，由医生指导是否哺乳。

糖尿病产妇产后出血的机会明显增加，应严密观察。按摩下腹部加强子宫收缩，可积极预防产后出血的发生。

患糖尿病的产妇要特别注意外阴清洁，严防产褥感染的发生，如有感染，应遵照医嘱应用抗生素，积极控制感染，否则会增加对胰岛素的耐药性，导致酮酸血症。

胎盘排出后，胎盘分泌的各种抵抗胰岛素的物质也随之排出体外。据研究发现，产后4～6周垂体已具有正常功能，所以妊娠期糖尿病一般在产后6周左右得以恢复，建议产后2个月时复查糖耐量试验，大部分产妇可以恢复正常。正常以后两年复查一次血糖，如有症状要提前检查，如发现糖耐量减低，应该一年查一次。

四、妊娠合并肾脏疾病

妊娠合并肾脏疾病是高危妊娠中比较常见的一种，对孕妇危害极大，对婴儿也有很大的影响，过去曾认为应该终身避孕，一旦怀孕即动员做人工流产以终止妊娠。随着围生医学的开展，许多肾实质病变的孕妇在严密的监护下，有可能成功地度过妊娠期，并平安分娩，改变了过去禁止怀孕的做法。

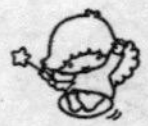

肾脏负担着排泄体内代谢产物，调节水、电解质和酸碱平衡以维持机体内环境稳定的重要任务，是保证生命正常运转的必要条件。

【病　因】

妊娠时肾脏增大，肾盂、肾盏、输尿管均扩张，输尿管平滑肌增生、肥大，并且妊娠期孕激素增加使输尿管的蠕动减慢，使输尿管部分堵塞，以至呈扩张状态。妊娠子宫右旋，往往右侧的输尿管扩张较重，造成尿潴留，容易引起感染。同时妊娠期间血容量增加，血液处于高凝状态，这些都加重了肾脏的负担。

【表　现】

如果妊娠合并妊娠高血压综合征、糖尿病、产后大出血、产褥感染等病理情况时，有引起肾脏功能的损害或者使原来已有病变的肾脏更加恶化的危险，甚至发生急性肾功能衰竭。蛋白质代谢产物，如尿酸、肌酐、尿素氮等堆积，可导致氮质血症及尿毒症的发生。如出现少尿、无尿、恶心、呕吐、厌食、腹胀、头痛、嗜睡、烦躁，甚至抽搐、昏迷、水电解质紊乱、肺水肿、心力衰竭时，不及时抢救，会有生命危险。

【处　理】

患有肾脏疾病，如慢性肾炎、红斑狼疮、肾脏及输尿管畸形等的妇女，应该请医生做全面体检，评估肾脏功能，决定是否可以妊娠。

已怀孕者应加强保健，在怀孕早期要及时发现肾脏疾病，并进行严密随访和系统监护，通过必要的检查和化验，做出正确的诊断，决定是否继续妊娠。

妊娠期间要对肾功能进行监护，加强营养，限制盐及水的摄入以保护肾脏。如果血压升高至 21.3/14.7 千帕(160/110 毫米汞柱)以上,伴有氮质血症,应及时终止妊娠,最早可以提前至 33 周。

严重肾功能衰竭时,可以采用血液透析疗法。

产后一定要注意休息,调节饮食,以低蛋白、高热能饮食为好。监测肾功能,严防产后出血及产褥感染。

孕期肾功能轻度减退,妊娠过程顺利,产后又迅速恢复到孕前水平,可以进行母乳喂养。中度肾功能不全,不适宜母乳喂养。严重肾功能不全时,因为母乳喂养可以加重肾脏负担,因此禁止母乳喂养。

肾移植后肾功能得到改善,在严密监测肾功能及医生的指导下可以怀孕,活肾移植者可允许一年后怀孕,尸肾移植者应在两年后怀孕。怀孕后应该及早随访,加强保健,定期检查肾功能及有无感染。产后重点监护,倍加关心和照顾。因长期服用免疫抑制剂,其药物可通过乳汁影响婴儿健康,故不可以哺乳。

五、妊娠合并乙型肝炎

妊娠合并乙型肝炎的母亲产后应该注意休息,保证营养,注意肝功能的变化,避免应用损害肝脏的药物。不但要注意观察子宫底的高度和子宫收缩的情况,还要注意观察凝血功能的变化,如有血小板下降及凝血因子的减少,应及早补充,以防止产后出血。注意卫生,保持外阴清洁,严防发生产褥感染。除此之外,还应该注意母婴之间的传播问题。

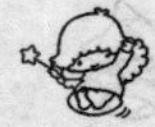

【传播方式】

孕妇患乙型肝炎以后，乙型肝炎病毒可以通过胎盘传播给胎儿，发生率大约为10%。妊娠期不同阶段母婴传播情况也不相同，妊娠晚期患急性乙型肝炎，大约70%的婴儿发生感染；妊娠中期发病，大约25%的婴儿感染；妊娠早期发病，婴儿则不会感染。

乙型肝炎表面抗原阳性的孕妇，在分娩过程中，由于婴儿与母血及羊水接触，并吞入了大量被乙型肝炎病毒污染的血液、羊水以及阴道分泌物等，或婴儿皮肤、粘膜损伤，均可成为感染途径，新生儿在一年内成为乙型肝炎表面抗原阳性者达50%～70%。如果母亲e抗原也是阳性，则新生儿成为乙型肝炎表面抗原阳性者更高，可达80%～100%。此外新生儿接触母亲的唾液、汗液均可以进行传播。哺乳时还可通过乳汁传染给婴儿，尤其是乳头破裂后，血液混入乳汁中，使乳汁中乙型肝炎病毒含量增高，增加了传染的机会。

【发展趋势】

感染后的婴儿，有的成为无症状的乙型肝炎病毒携带者，少量乙型肝炎病毒刺激孩子产生乙型肝炎病毒抗体，或者发生急性肝炎，甚至肝衰竭死亡。90%以上孩子成为乙型肝炎病毒携带者，或发展成为慢性肝炎，他们虽然身体和智力发育不受影响，但二三十年后有发展成为肝硬化或肝癌的可能。

【处　理】

通过对乙型肝炎病毒携带的母亲采取一定的免疫措施，并给新生儿注射疫苗等，以达到阻断母婴传播的目的。

第一,单纯乙型肝炎表面抗原阳性,传染性较弱,一般按常规给新生儿注射乙型肝炎疫苗即可。

第二,乙型肝炎表面抗原、e抗原均为阳性的孕妇传染性强,应该采取双重阻断的方法,即给新生儿注射乙型肝炎疫苗,又注射高效抗乙型肝炎免疫球蛋白。因为高效抗乙型肝炎免疫球蛋白可以杀死在分娩时已经进入新生儿体内的病毒,能明显的提高阻断率。

第三,为了降低孕妇的毒血症,乙型肝炎表面抗原阳性的妇女在怀孕前或怀孕后期(分娩前2~4周),适当给以抗病毒治疗,以降低病毒的含量,降低分娩时对新生儿的感染率。但是,这样做也并不能完全阻断母婴之间的传播,因为还存在有宫内感染和个体差异,以及产后母婴接触及通过哺乳感染。

第四,新生儿出生后按规定注射了乙型肝炎疫苗和高效免疫球蛋白,可以进行母乳喂养。但是,如果产妇乳头破损,应暂时停止哺乳,待愈合后再喂。乙型肝炎表面抗原、e抗原、核心抗体均为阳性,其乳汁中含有一定量的病毒,具有传染性,而且新生儿抵抗力低下,受到病毒感染时,常常不能有效地识别和消除,导致感染的慢性化,因此不主张母乳喂养。如果乙型肝炎表面抗原为阳性,同时肝功能不正常,则不能母乳喂养,最好母婴暂时不要密切接触。

六、妊娠合并甲状腺疾病

1. 甲状腺功能亢进 恶性突眼性甲状腺肿患者产后常有病情加重的可能,因此要在医生指导下继续服药。因

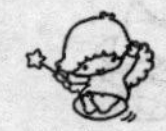

为精神刺激、分娩、手术、产后感染都可以导致甲状腺素的突然大量释放，使病情恶化，心率加快，每分钟超过140~160次，体温高达39℃以上，伴有烦躁不安、谵妄、昏迷等精神症状及甲状腺功能亢进危象（心力衰竭、肺水肿、休克）。所以，一定要注意休息，保持愉快的心情，避免精神刺激。注意观察病情的变化，防止产后出血，预防产褥感染。产后一个月要复查甲状腺功能。

治疗甲状腺功能亢进的药物丙硫氧嘧啶，可以通过乳腺进入乳汁中。据研究，收集24小时乳汁中丙硫氧嘧啶的含量仅为母亲一天服用量的0.07%，因此应该根据病情的程度以及服用抗甲状腺药物的剂量，由医生决定能否母乳喂养。

2. 甲状腺功能低下　甲状腺功能低下的孕产妇往往有粘液性水肿，身体软弱，容易疲乏、抗病能力差。因此，产后应注意子宫出血，预防感染。在医生指导下继续服用甲状腺素片，直至产褥期后，并要注意监测甲状腺功能。

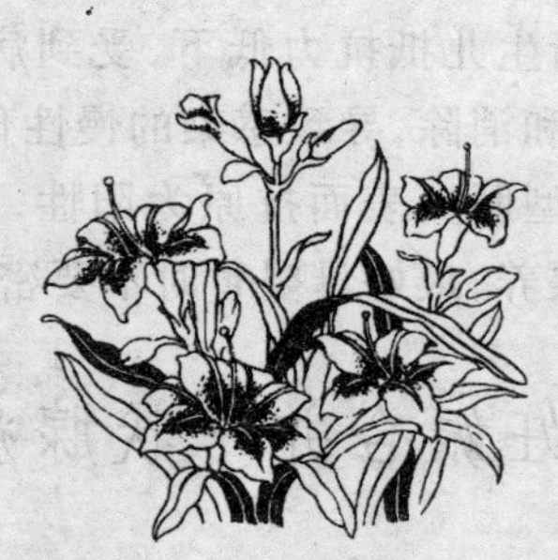

第七章　新生儿护理与保健

一、新生儿世界

孩子的啼哭声宣告了一个新生命的诞生，从这时起至生后4周称为新生儿期，这个小生命也不再叫胎儿，而是叫新生儿了。当医生为您的宝宝剪断脐带，处理完毕送到您的面前，宝宝稚嫩的身体与您的肌肤相亲时，刚刚经历过的漫长的分娩过程和阵痛似乎已经变得遥远，随之而来的是自豪、欢喜、惊奇和疼爱，但又有点儿不知所措。

新生儿期，是人的一生中生长发育最迅速的时期，也是最缺乏自我保健能力的一个特殊时期。因为新生儿刚从温暖子宫内的寄生生活转到了子宫外的独立生活，各器官功能还需要进一步完善，对外界环境的适应能力也需要逐渐增强，假若调整不当，很容易导致疾病而悔恨终身。为了带好您的宝宝，必须对新生儿的生理特点、特殊的生理状态以及常见的异常现象有足够的了解和认识，并认真地做好护理、喂养和疾病的防治，保证您的宝宝健康茁壮地成长。

1. 新生儿分类

(1)按胎龄分类：孕满37周至不足42周为足月儿；孕满28周至不足37周为早产儿；孕满及超过42周为过期儿。

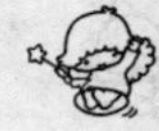

(2)按体重分类:出生体重在2 500克以下为低出生体重儿,1 500克以下为极低体重儿;出生体重在2 500~4 000克为正常出生体重儿;出生体重在4 000克以上为高出生体重儿,又叫巨大儿。

2. 新生儿一般特点 正常足月新生儿脂肪丰满,皮肤红润,有少量胎毛,头发光泽柔软,乳晕清楚,乳头突起,外耳可以直立。男婴双侧睾丸已降至阴囊,阴囊皱襞明显,女婴大阴唇几乎遮盖小阴唇。指(趾)甲达指(趾)尖,足底纹理清晰。头部相对较大,颅缝未闭,胸较窄,腹膨隆,四肢常呈屈曲状态,活动活跃。刚出生时,由于受产道的挤压,头会有些变形变长,一般1~2天就会恢复正常。头顶囟门呈菱形,大小约2厘米×2厘米,会看到皮下软组织明显的跳动,可以用手摸,但要防止碰撞。眼皮厚厚的,鼻梁扁扁的,头发湿漉漉地贴在头上。一出生后即有响亮的哭声,似乎是喊着“报到”来到了这个陌生的世界。

3. 新生儿生理指标与特点

(1)身长:正常足月新生儿出生时身长在46~52厘米,其中头长占身长的1/4。满月时男婴身长平均为56.5厘米,女婴身长平均为55.6厘米。

(2)体重:体重是反映生长发育的重要指标,是判断孩子营养状况、计算药量、补充液体的重要依据。

正常足月新生儿出生时体重在2 500~4 000克,平均3 000克左右。出生后2~4天,由于新生儿摄入量少,又通过排便、排尿、呕吐出在出生过程中吸入的羊水,以及经肺和皮肤的散发,水分的排出量多,会出现生理性体重下降,平均下降为出生体重的6%~9%,一般不超过10%。这时只要喂养得当,4 天后体重开始回升,7~10 天后即可恢复到出生时的体重。每天增长 30~40 克,正常情况下满月时比出生体重增加 700~800 克。

(3)头围:从枕后结节经眉间绕头一周的长度为头围。正常足月新生儿出生时头围在 32~36 厘米,平均 34 厘米。满月时男婴平均为 37.8 厘米,女婴平均为 37.1 厘米。

(4)胸围:沿着乳头下缘绕胸一周的长度为胸围。正常足月新生儿出生时胸围比头围小 1~2 厘米,在 31~33 厘米,平均 32.4 厘米。满月时胸围平均为 37.2 厘米。

(5)体温:新生儿体温调节中枢不完善,皮下脂肪薄,散热快,易受外界环境温度的影响而变化,所以体温不稳定。特别是刚出生时,由于从温度恒定的母体来到了温度较低的外界,往往一小时内体温就可以下降 2℃左右,以后逐渐回升,一般 12~24 小时内稳定在 36℃~37℃。但是当室温过高,尤其是炎热的夏季或包裹过于严密时,常常可以使新生儿体温升高,甚至很快升至 39℃~40℃,发生"脱水热"。

(6)皮肤:新生儿出生时皮肤呈浅玫瑰色,表面覆盖一层灰白色胎脂,有保护皮肤和防止散热的作用,不必洗掉,但皮肤皱褶处、腋下、头皮、耳后、颈部的胎脂在出生后 6 小时可以用温水轻轻擦去。出生 3~4 天后皮肤会变得干燥,表皮逐渐脱落,1 周以后会自然脱净,皮肤呈粉红色,非常细嫩光滑。由于新生儿皮肤薄嫩,血管丰富,角化不全,易受损而发生感染,以至发展成脓疱疹。

由于皮肤受空气、阳光的刺激,在出生后 5~6 小时可以出现红斑,1~2 天后会逐渐消退。鼻尖及两侧鼻翼常见黄白色的粟粒状丘疹,这是皮脂腺分泌堆积阻塞而成的皮

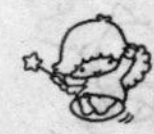

脂栓，过几天就会消失。臀部和背部可以看到紫色的斑块，叫“胎记”，4～5岁后会自行消失。有时眼睑、鼻梁处会出现毛细血管扩张的改变，1～2岁也会自行消退。

(7)呼吸系统：胎儿在子宫内已有呼吸运动，但呼吸处于抑制状态，微弱而无效。出生后由于外界气温的影响以及体内一系列生理变化的刺激，10秒钟内开始第一次吸气，并建立规则的呼吸。婴儿出生后的第一声啼哭，就代表了肺呼吸的开始。

由于呼吸中枢及肋间肌发育不成熟，胸腔较小，呼吸表浅，呼吸运动主要依靠膈肌的升降呈腹式呼吸。呼吸频率较快，每分钟40～50次，有时还伴有打喷嚏或咳嗽，以帮助排除肺部的羊水和粘液。两天后呼吸频率减慢，可降至每分钟20～40次。呼吸节律不齐，尤其在睡眠时，呼吸的深度和节律呈不规则的周期性改变，甚至可以出现呼吸暂停，同时伴有心率减慢，紧接着呼吸次数增多，心率加快，这是正常现象。

新生儿的鼻子及鼻咽腔比较短小，鼻毛少，血管丰富，气管及支气管相对狭窄，呼吸道的抵御能力低下，容易发生感染及呼吸困难。

(8)循环系统：新生儿从断脐的时刻起，即开始了自己的血液循环。新生儿耗氧量多，心率快，每分钟120～140次，并且容易受啼哭、吃奶等各种因素的影响而波动较大，使心率加快。由于卵圆孔及动脉导管刚出生后仅为功能性闭合，2～3个月后才发展到解剖上的完全闭合，所以出生最初几天偶尔可听到心脏杂音，应与先天性心脏病鉴别。

新生儿血液的分布多集中于躯干和内脏，故肝脾较大，常常可以触及,四肢容易发冷、手足易出现发绀。血压较低,出生时收缩压为5.3～10.7千帕(40～80毫米汞柱)。新生儿红细胞、白细胞计数均高,数日后逐渐减少,凝血因子产生较少,故新生儿容易发生自然出血病。

(9)泌尿系统:新生儿肾脏发育不成熟,尿液淡黄清亮,每天排尿10多次。出生1周内由于摄入少,排尿次数也少,大多数在出生第一天排尿,也有在分娩过程中或生后立即排尿者。个别新生儿的尿液含较多的尿酸盐结晶,能使尿液呈粉红色,且易引起排尿不畅,需多饮水使尿液稀释,可以得到缓解。

(10)消化系统:新生儿口腔粘膜柔嫩易损伤,切忌擦洗。口腔小,舌头常翘,双颊脂肪发达,有利于吸吮。消化道面积相对较大,蠕动也快,能适应大量流质食物。出生时虽然吞咽功能比较完善,但是新生儿的胃呈水平位,并且容量小,胃入口处的括约肌松弛,而出口处的括约肌较紧,所以当进食过多、过快或吸入空气时,常常会漾奶。由于消化道消化酶的分泌不十分完善,消化蛋白的能力较好,对淀粉的消化能力较差。出生后排深墨绿色、糊状胎便,2～3天后转为正常大便。

(11)内分泌:由于受母体内分泌的影响,新生儿出生后1周左右不论男婴、女婴均可见到乳腺肿大,或者乳汁分泌。女婴大阴唇及阴阜肿胀,少数女婴1周左右还可见粘液样血性分泌物自阴道排出,称为“假月经”,这些都是暂时性性器官的发育特征,当母体雌激素影响中断后可以恢复正常。

(12)免疫力:新生儿阶段,是胎儿从母体内环境进入大

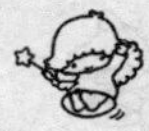

自然外环境的一个重要阶段，必须抵抗外来病菌的侵袭，才能健康地成长。虽然通过胎盘已从母体获得了免疫球蛋白(IgG)，出生后6个月内对麻疹、风疹、白喉等有免疫力，但是新生儿自身的免疫系统还不完善，缺乏免疫球蛋白(IgA、IgM)。其自身有限的粒细胞对细菌特别是革兰阴性菌的杀菌能力弱。皮肤粘膜屏障功能差，皮肤娇嫩，皮下血管丰富，皮肤容易破损，细菌会通过皮肤进入血液。另外，脐带残断也会打开新生儿的第一道防线"缺口"。因此，新生儿易发生呼吸道及消化道感染，并且感染后病灶不易局限，容易发生败血症。新生儿最好避免到公共场所，尽量避免接触过多亲友，特别是有病亲友的探视、亲吻与触摸。

(13)神经系统

①大脑皮质兴奋性低。新生儿脑组织占体重的10%～12%，而成人占2%，但由于新生儿的大脑皮质及锥体束未发育成熟，大脑皮质兴奋性低，神经活动过程弱，睡眠时间长。

②新生儿的运动不受大脑皮质控制，肌张力稍高。故常有手足缓慢的不协调动作。

③刚出生时一切运动都属于非条件反射。如用手指或乳头轻轻接触新生儿口唇及面颊时，便立即转头寻找并张嘴吸吮，此为觅食反射。用手指或小棒轻轻接触新生儿手心时可以握住，上提时握得更紧，甚至把身体带起也不松手，并且呈对称性，此为握持反射。双手放于新生儿腋下，使其双足平踏于桌面上，会做踏步动作，好像要迈步，此为步行反射。这些反射，随着年龄的增长会逐渐消失。

④新生儿触觉灵敏。尤其是口唇、面颊、眼眶、手掌、足

心等处皮肤明显，对于冷刺激敏感，较低温度容易引起频繁的啼哭。

⑤痛觉。刚出生时比较弱，1 周后增强。

⑥嗅觉。出生时就能分辨不同的气味，闻到刺激性气味会烦躁不安，出生 5 天后可以区分自己母亲的气味。

⑦味觉。刚出生时已很发达，对甜味可引起吸吮动作，对苦、酸、咸味会做出苦脸或停止吸吮，甚至呕吐。

⑧视觉。刚出生时为生理性远视，眼球呈无目的的运动。对光反应灵敏，遇风易闭眼。1 周后对红光及发亮物体灵敏，可以追视半米以内的灯光，但视角限于正前方 45 度范围，只注视几秒钟。1 个月后视角可以扩大到 90 度，能看清 1.5 米远的物品。

⑨听觉。出生时即有，但灵敏度不高，3～7 天逐渐增强，响声可以引起眨眼或拥抱反射，出生后 2 周可以集中听力，把头或眼睛转向有声音的方向。

二、新生儿护理

1. 保暖 胎儿在子宫里依靠母亲调节体温，当离开母体来到这个世界时开始了独立生命过程，就要依靠自己来调节体温了。但是新生儿体温调节中枢不稳定，由于体表面积相对较大，散热快，周围环境温度降低时，又不能通过肌肉活动产热来得以补偿，所以自我调节能力很差，易受外界环境温度的影响而改变。正常情况下，进食的营养物质完全提供生长发育所需要，当体温过低时，营养物质所产生的热能会用来调节体温而影响生长发育。由此看来给新生

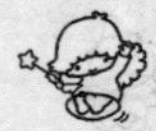

儿保暖，帮助新生儿调节体温就显得非常重要。

新生儿出生时与母亲体温相同，出生 1 小时后体温可以下降 2℃ ~ 3℃，8 ~ 12 小时方可逐渐恢复正常，所以一出生后就应该立即擦干羊水，盖好包被注意保暖。但是保暖过分，体温又会上升，甚至发热并引起脱水等，故体温应该保持在 35.5℃ ~ 37.5℃，低于 35℃为体温不升，超过 37.5℃为发热，都应该寻找原因，对症处理。

(1)可以通过触摸宝宝的手脚，粗略地进行判断。一般手脚温暖而不出汗，最为适宜；如热而出汗，体温可能已达 37.5℃以上；手脚发凉，体温可能在 36℃以下。

(2)家庭中，可以通过控制室温，增减衣被来帮助宝宝调节体温。

(3)夏季炎热时，要开窗通风散热，或打开空调，但不要直吹母子，室温应稍低于 30℃，经常在地上洒水帮助降温并保持湿度。宝宝可穿一件薄的棉质单衣，多喂点水，以防由于散热而引起缺水，导致体温升高。

(4)冬季室温最低要保持在 18℃以上，最好在 20℃ ~ 24℃。要给宝宝穿上棉衣，盖好被子，假如室温低，可以在被子两侧或褥子下放热水袋，热水袋的盖子一定要拧紧，以免热水流出烫伤宝宝。有暖气的房间可以用饭盒或小盆盛水放在暖气上，以防空气干燥。还要给宝宝增喂母乳，以提高对寒冷的耐受性。

2. 测量体温

(1)时间：一般上午 8 时，下午 3 时，晚上 8 时为给新生儿试体温的最佳时间。体温的正常范围，春、秋、冬季，上午在 36.6℃左右，下午 36.7℃左右；夏季上午在 36.9℃左右，

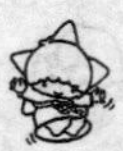

下午在37℃左右。

(2)部位:测量体温的部位有三个,口腔、腋下及肛门。口腔测体温,孩子容易咬碎体温表,一般不用;腋下测体温,比较方便,常常采用;特殊情况腋下不能测量时,可用肛门内测量。三处体温数值从低到高依次为腋下、口腔、肛门,均相差0.5℃。

(3)注意事项:试表时如腋下有汗,要用柔软的毛巾蘸干腋汗,将体温表的水银柱甩至35℃以下,把体温表的水银端夹在腋窝中,停留5~10分钟,因为腋温比口温低0.5℃,取出后体温表水银柱的刻度加上0.5℃就是新生儿的体温。并且要注意,测量前体温计要用乙醇(酒精)消毒,孩子刚喂完奶或哭闹后不宜测量,应安静一会儿后再测试。

3. 脐带的护理 脐带是连接母子之间的一条生命线。胎儿生长发育所需要的一切营养物质通过脐静脉由母体进入胎儿体内,胎儿体内的一切废物又通过脐动脉排出体外。胎儿一出生,脐带便完成了它的使命,由医生剪断并在脐部进行结扎。脐带残断一般在新生儿出生24小时后就失去了蓝白湿润的特征,变得又干又黑,4~7天可以自行脱落,暴露在空气中干燥,脱落的会更快一些。但是脐带血管的体内部分3~4周才能达到真正闭合,如果在这段时间里发生感染,炎症很容易通过脐带血管至肝脏,甚至引起败血症,危及新生儿生命。因此,护理好脐带十分重要。

(1)脱落前每天洗澡时,可用75%的乙醇(酒精)轻轻拭擦,清洁残断及周围皮肤,如有少许出血不用处理,如出血多应该重新结扎。

(2)当脐带脱落后,根部有痂皮,务必待其自行剥离。

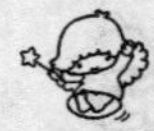

如脐窝处湿润或有少许分泌物，可以涂一点1%龙胆紫药水，使其保持干燥；如有少许脓性分泌物，可用过氧化氢溶液（双氧水）清洗干净，并保持干燥。每天擦洗2~3次，1~2天后可以治愈。

(3)要注意勤换尿布，防止粪、尿污染脐部。假如脐部及周围皮肤明显红肿，或有较多的粘液及脓性分泌物，就是脐部发炎了，应该找医生积极处理，以防酿成严重后果。

4.囟门的保护 新生儿头部有两个囟门，即前（大）囟门和后（小）囟门。前囟门呈菱形，位于头顶额部正中央，出生时为2厘米×2厘米大小，出生6~7个月骨化后逐渐缩小，1~1.5岁时闭合。后囟门呈三角形，位于头后部，出生时为0.5厘米×0.5厘米大小，出生2~4个月后自然闭合。前囟门很重要，被视为宝宝健康状况的“窗口”。前囟门隆起、绷紧，常见于颅内出血、脑膜炎等疾病；前囟门凹陷，常见于脱水或营养不良等。

前囟门如此重要，必要的保护是应当的，但并不是禁区，可以摸，也可以清洗。因为皮脂腺的分泌物和脱落的头皮，常在囟门部位形成结痂，不及时清洗会越积越厚，影响皮肤的新陈代谢，还会引起脂溢性皮炎。为了保护好囟门，新生儿出生后就要经常清洗，洗澡的同时就可以进行，洗时动作要轻柔、敏捷，不可用手抓洗。如果囟门处已经结痂，不能用手抠掉，这样容易损伤皮肤而引起感染。应该用消毒过的植物油或金霉素软膏涂敷于结痂上，24小时后用细梳子轻轻梳几下，即可除掉，然后再用温水洗净。

5.洗澡 洗澡不但能清洁和保护皮肤，还能促进血液循环，增加机体抵抗力。新生儿皮肤柔嫩，皱褶处，如颈部、

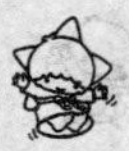

腋下、腹股沟等部位，因为受胎脂氧化后的刺激，或者是潮湿异物的积聚，容易造成皮肤的破损，成为细菌侵入的门户，所以说新生儿出生后每天都要用温水洗澡，有条件的最好应用流动水。

(1)物品准备：干净的澡盆、柔软的大毛巾、小毛巾、消毒棉签、75%的乙醇(酒精)、1%的龙胆紫、爽身粉、婴儿专用香皂、干净的小衣服、尿布等。

(2)洗澡步骤

①先用小毛巾从内向外清洁双眼并洗净颜面(不用香皂)。

②前臂托住婴儿背部，左手托住头，左手拇指及中指将耳郭折向前盖住外耳道口，下肢夹在左腋下给婴儿洗头，洗净后擦干。

③将婴儿头枕在左腕上并托住左上臂，右手握住脚踝处，将婴儿放入浴盆中，从上至下洗遍全身。左手始终托住婴儿，并注意清洗皮肤皱褶处，如腋窝、腹股沟等，因为这些部位容易出汗。洗完后用大毛巾擦干水分，皮肤皱褶处撒少许爽身粉，然后处理脐带。

④洗完澡后用羟苄唑或利福平眼药水1~2滴点眼，并要注意眼睛有无分泌物。还要注意观察鼻腔、耳道有无异常分泌物，如有鼻垢不要用硬物将其挖出，可以在鼻内滴1滴生理盐水或者涂一点抗生素软膏，待鼻垢软化后在婴儿打喷嚏时排出，或者用棉签轻轻拭出。

⑤洗完澡后换上干净的衣服和尿布。

刚开始洗澡时，大人的动作不熟练，加之婴儿太小，不易托抱，可以两人协作进行。有时婴儿在洗澡时哭闹，可能

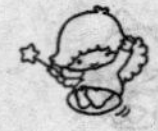

是水温不合适，或是大人动作不熟练使他感到不舒服之故，随着洗澡次数的增多，动作的协调，就会好的。婴儿很喜欢洗澡，当洗干净吃饱奶后，您会发现您的宝宝睡得特别安静舒适，红扑扑的小脸显得格外的可爱和健康。

(3)注意事项

①洗澡的时间，最好安排在喂奶前。因为婴儿喂奶后容易睡觉，而且洗澡时的活动有时会使胃部不适，容易吐奶。

②洗澡时室温要保持在26℃～28℃，水温在40℃～45℃，先放凉水后放热水，并用成人的前臂内侧先试好水温后再给婴儿洗澡。

③洗澡时动作既要轻柔，又要快，不要将水灌入外耳道。

④皮肤皱褶处如有胎脂不要用力搓洗，可在洗后用少量植物油轻轻擦去。

⑤如果脐带未脱落，则不能把婴儿全身浸入澡盆中，应上、下身分开洗，以免水浸透脐带。

⑥擦爽身粉时要注意避开口、鼻、眼、耳，也不要用的太多，以防与汗水混合后刺激皮肤。

⑦炎热的夏天为避免起痱子，每天可以洗2次澡，水中可滴几滴十滴水。

⑧冬天要预防着凉，洗完后用浴巾包裹放在床上，先穿好上衣后再解掉浴巾。

6. 新生儿三浴　新生儿三浴是指空气浴、水浴、日光浴。

(1)空气浴：空气浴就是让婴儿接触户外的新鲜空气。

这样做不仅能锻炼婴儿的皮肤、粘膜，使其增加抵抗力和适应性，还可以促进新陈代谢，对婴儿的健康极其重要。

①方法。从出生后2周开始，首先让婴儿习惯呼吸从窗户进来的空气。打开窗户，让婴儿尽量地呼吸5分钟左右的新鲜空气。过2～3天婴儿习惯后，就可以抱到外边去呼吸新鲜空气，每次5分钟左右，以后在户外的时间可以逐渐延长。

②时间。夏季应在上午10时左右，下午在3时以后。冬季在中午，春秋在上午10时至下午2时最好。酷热时节要在凉爽的树阴下。寒冷的季节，要选择无风的日子并在阳光充足的地方。

(2)水浴：水浴就是在水中进行婴儿体格锻炼的一种方法。利用水与身体表面的温度差，以及水对身体的压力和摩擦力来锻炼身体。原则是从温水逐渐降低水温，水温越低与身体接触的时间越短，可以根据具体情况灵活掌握。新生儿脐带脱落后，就可以进行温水锻炼。

①盆浴。用一个大的浴盆，把婴儿完全浸泡在37℃～37.5℃的温水中。婴儿一进入水中，手脚便开始自由摆动，大人用一只手托住其头部，另一只手轻轻摩擦婴儿皮肤至轻度泛红，以达到促进全身血液循环，增强代谢的目的。要注意不断往盆中加水，保持水温衡定。5分钟后再用略凉的水(33℃～35℃)很快冲淋婴儿全身，然后用大的柔软毛巾包裹，将水擦干，穿好衣服，每天1次。随着婴儿的长大，耐受力的增强，水温可以调低1℃～2℃。

②泳浴。作为新兴的水浴形式——新生儿游泳，近年来非常时尚，这是一种全新的婴儿健康理念，刚一兴起，便

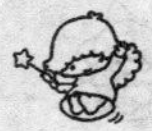

引起育儿工作者和家长的广泛兴趣。婴儿游泳能有效地促进脑细胞的发育,对婴儿未来的智商、情商的提高打下了良好的基础,能提高免疫力,增加肺活量,减少呼吸道感染。宝宝游泳后吃得饱、睡得香、营养吸收更好,睡后特别精神,身高和体重增长快,坚持一段时间游泳的宝宝和不进行游泳的同龄宝宝相比,游泳的宝宝显得更加健康、活泼。

游泳的具体做法是在新生儿颈部套上特制的游泳圈,然后放进水温 37℃~37.5℃的特制游泳池内,新生儿的四肢会时常做出蛙泳的动作,看上去很是舒服,似乎又回到了母体宫内羊水中的环境。一般新生儿游泳以 10 分钟左右为宜,时间太长,容易疲劳。

(3)日光浴:日光浴就是接受阳光照射进行锻炼的方法。当婴儿习惯了户外的空气浴后,就可以进行日光浴了。一般从出生后一个月左右开始。通过日光浴,可以促进婴儿血液循环,增加钙和维生素 D 在体内的含量,使骨骼、牙齿和肌肉更加坚实。还可帮助婴儿睡眠、增进食欲,以及满足婴儿喜欢手脚自由活动的需求。日光浴要在阳光充沛的室内或风和日丽的户外进行,从足踝部,膝以下,两条大腿,腹部,胸部,全身等处,每隔 4~5 天由下至上逐渐扩大照射范围。每次照射时间,开始 3 分钟左右,以后可逐渐延长至 20 分钟。注意不要让阳光直射婴儿头部和脸面,并要保护好眼睛,也不要让婴儿着凉。

7. 换尿布 尿布是新生儿必不可少的生活用品,从出生一直到自己会排便排尿时,尿布总是陪伴着他,所以一定要选好尿布,使您的宝宝感到很舒适。

(1)尿布的选择:可以选用吸水能力强,透气性好,柔软、干净、平整的旧棉布，如旧床单、被罩、棉毛衣裤等，以防磨破宝宝娇嫩的皮肤。颜色要浅，便于观察大便的颜色。大小要合适，尿布过小，尿液不能被全部吸收，常常流到外面，浸湿并弄脏衣被，既不卫生，又让宝宝不舒服。

(2)尿布的制作：尿布可做成长方形和三角形两种，至少准备 20 块以上。取 80 厘米见方的一块布，叠 4 折成长方形尿布，对折二次成三角形尿布。固定尿布的带子，可以用松紧带圈直接套住宝宝的腹部，也可以用布带缝在尿布两侧打结固定，叠好的尿布放在床边备用。两种尿布可以任选一种使用，也可以将长方形放置在三角形的上面，呈丁字形联合使用。

(3)尿布的换法：当宝宝哭闹或估计已排便排尿的时候，先洗干净双手，然后用左手握住宝宝的双脚踝，使两腿轻轻抬起，臀部离开尿布，把脏尿布撤下，再将叠好的尿布放在宝宝的小屁股下面，翻起盖住会阴部，近小屁股两侧各放一块小棉垫，以防尿液渗漏浸湿褥子，然后固定好。女婴臀部垫厚些，男婴前面垫厚些。为了处理方便，尿布上可放一小片棉布，随大便一起丢掉，这样大便就不会沾到尿布上，便于清洗。

(4)有关尿布的注意事项

①换尿布时不可用湿尿布擦屁股，更不要来回擦，以防引起尿路感染。换尿布要勤，每次大便后用温水清洗干净，别让大便、尿液刺激柔嫩的小屁股而发生尿布疹。天冷时换尿布的动作要快，并把尿布烘暖，以免宝宝着凉。尿布下面不要垫橡胶或塑料布，因为这样会影响尿液的蒸发，尿中的氨类物质会刺激娇嫩的皮肤。

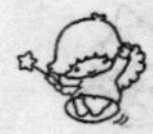

②清洗尿布时，最好将带有粪便的尿布用清水浸泡一些时候，然后把尿布用双手抖动或搓动，大部分粪便就会掉下去，再用普通肥皂搓洗干净。只有尿液的尿布也要先浸泡后再清洗。漂洗要彻底，达到水中没有肥皂沫及色素为止。不可以用过热的水和带刺激性的肥皂、药皂、洗衣粉洗涤，更不能用漂白洗衣粉。洗干净后在阳光下晒干是消毒尿布最好的方法，不仅干得快，而且能杀灭尿布上的致病菌。如没有阳光，只能是烘干了。

③市场上的一次性无纺尿布，卫生无毒、质地柔软、使用方便、吸水性强，不会污染衣被，但是表面不干爽，尿液会全部回渗到纸尿片的表面，婴儿的皮肤浸泡在尿液中，所以只适宜外出或阴雨天气暂时应用。

④纸尿裤的问世和发展把年轻的父母从忙乱的洗尿布、换尿布中解放出来，婴儿也少受干扰，睡得更踏实。因此，纸尿裤已经成为家庭中不可缺少的婴儿生活用品。

纸尿裤由无纺布、吸水层、底层和离子型纸组成，干净、卫生、无致病菌，柔软、透气性好，吸水性能强，能锁住4~5泡尿液而保持屁股干爽；两侧有隔边，防止尿液侧漏；可以根据体重的大小选择裁剪合体、相应号码的纸尿裤使用。换纸尿裤时，将宝宝平卧于床上，撕开旧尿裤的胶贴，一手提起双腿抬高臀部，另一手将尿裤干净处由上往下抹去粪便，折叠后放于臀下。用湿巾擦净或用温水洗净小屁股并擦干，拿掉旧尿裤。拉直新尿裤的后腰部分垫在臀下，放下双腿，将尿裤由下向上包住小屁股和会阴部，贴好两侧的粘贴处，再把两侧的防漏隔边向外拉一拉。

8. 衣着和盖被 新生儿衣服及被褥应该是柔软、舒适、清洁、宽松、吸湿、易洗、不褪色，颜色不要太杂，一般3种以下。面料最好选用纯棉布、绒布及纯棉针织品为宜。

(1)衣服式样：要简单，最好是和尚领斜襟，无边缝，宽大好穿脱，不要用纽扣，要用带子代替。带子不必系的过紧，以免束缚新生儿的活动及勒伤皮肤。一般新生儿只穿上衣，不穿裤子，穿好上衣后带上尿布。但是穿上裤子还是有必要的，在换尿布时，不至于让宝宝的下身裸露在外面而受凉。裤子可以开裆系带连脚，不要用松紧带，这样虽然对父母来说不太方便，但不会影响宝宝胸部的生长发育。冬季需要为宝宝准备轻软、保暖的棉衣、棉裤，太厚会妨碍宝宝的活动。

不论是刚做好的还是从商店里买回来的婴儿衣服，特别是内衣，一定要用清水清洗，阳光下晒干后，存放在干燥的地方，不要放樟脑球，避免宝宝皮肤过敏。

(2)新生儿的被子：被子大小、厚薄一定要适宜。床垫上面铺垫被，同时用床单完全盖住垫被，因为新生儿好动，常常把床单踢成一团，所以最好将床单固定。盖被既要轻，又要柔软，并用棉布做成被套，便于清洗。不要用小被把宝宝紧紧包裹呈筒状，再用带子系紧，不给宝宝留有活动的空间，这样会影响胸廓、四肢的活动以及身体和智力的发育，还会诱发骨关节脱位及双肩下垂。因为宝宝出生时，双腿呈蛙腿形自然弯曲，双上肢向上自然弯曲，紧紧裹住后四肢被动地强制伸直，势必造成病理性改变，也影响将来体形的优美。

(3)注意事项

①根据季节的不同、室温的高低、宝宝的冷热，随时增

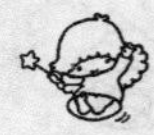

减衣服和被褥。吃奶和哭闹时,穿同样衣服也容易出汗,所以,当宝宝吃奶和哭闹时应松解衣被,以免过多的出汗。洗衣服、被褥时不要用刺激性的肥皂洗涤,尽量漂洗干净,穿时最好晒晒太阳。

②冬季为了保暖,有的父母给孩子垫电热毯,这不可取。因为电热毯温度无自动装置,一旦忘记关掉电源,是很危险的。新生儿体温调节能力差,保暖过度同寒冷一样对宝宝有伤害。高温下体内水分流失增多,不及时补充液体会造成新生儿脱水热,血液浓缩,出现高胆红素血症,有的引起呼吸暂停,甚至危及生命,后果不堪设想。

③为了不让宝宝在睡眠时把被子蹬开而受凉,可以自己动手缝制或者购买一件睡袋或睡袍。宝宝睡在睡袋(睡袍)里,既舒适保暖,又宽松自由。睡袋(睡袍)无领、无袖。用尼龙拉扣将前襟、下摆扣上,便于穿脱衣服和换尿布。睡袋(睡袍)还可以做成单的和夹的,分别在不同的季节里使用。

9. 新生儿睡眠 睡眠是一项很重要的生理需要。据报道,熟睡中的新生儿生长发育比醒时快4倍。新生儿每天要睡18~20个小时,除喂奶、洗澡、换尿布外,几乎都是在睡眠中度过的,良好的睡眠有利于智力发育。

(1)有良好的环境:为了让新生儿睡得更好,首先要有舒适的环境。房间内一定要保证空气新鲜,有充分的氧气,要经常开窗通风,但要避免过堂风;阳光充足,但要避免直射。绝对禁止室内吸烟,因为婴儿对尼古丁极为敏感,若吸入尼古丁的烟雾,其危害比成人要大得多。室内温度要适宜,不能太冷或太热。睡眠时要安静,不可有噪声,光线不要太强。研究表明,亮灯睡的时间短,质量差,并且新生儿神经系统发育不完善,适应能力差,容易改变自然规律。

(2)不要睡软床:正确的睡眠方法和姿势也是相当重要的。通常新生儿应睡在母亲旁边的小床里,这样既可以从出生起就培养独立生活的习惯,又便于母亲照顾。但要记住不给新生儿睡软床,因为新生儿出生后,全身各器官都在生长发育中,脊柱周围的肌肉、韧带还很弱,如果睡在凹陷的软床上,容易导致脊柱和四肢发生畸形。

(3)新生儿睡眠的姿势:新生儿睡眠的姿势有仰卧、俯卧、侧卧三种。

①仰卧位。仰卧位可以使全身肌肉放松,内脏器官免受压迫。但是仰卧时能使已经放松的舌根后坠,阻塞呼吸道而发生呼吸困难。当宝宝吐奶时,有可能将乳汁呛入气管而引起窒息。长期仰卧,还会使枕骨平塌,睡成扁头。

②俯卧位。俯卧位是近年来联合国世界卫生组织提倡的一种婴儿睡眠姿势。采取这种姿势对内脏器官压迫较重,可以促进各脏器的活动,便于肠道内气体的排出及吐出物不容易呛入气管。但是新生儿不会转头和翻身,更不能主动避开鼻前的障碍物,容易被被褥堵塞口鼻而引起窒息,口水不易下咽而造成口水外流。年轻的父母们一定要多加小心,尤其是在无人照看时要慎重采取这种睡姿。

③侧卧位。侧卧位对内脏器官无过分的压迫,又利于肌肉的放松,万一漾奶也不至于呛入气管发生窒息,是一种比较好的睡眠姿势。但是新生儿颅骨骨质软,躺在床上时应该经常不断的改变体位,如果长时间采取一种姿势躺卧和睡眠,头偏向一侧,受压侧头颅平坦而对侧隆起,面部会

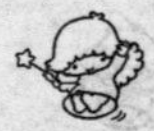

发育不对称，五官不端正，以后还会造成斜视及影响牙齿的排列。还要注意，不要将耳郭压向前方，以免变形。

一般情况下，在新生儿出生后的第一天取头低脚高的侧卧位，有利于排出分娩时吸入的羊水与粘液，以后可以取头及上半身稍高于下半身的睡姿。

新生儿期脊柱基本是直的，头相当大，几乎与肩同宽，平卧时后脑勺和背部处在同一平面上，没有必要枕枕头，也可以用成人的毛巾折叠四折来枕（3～4厘米高）。喂奶后应采取右侧卧位，上半身稍高，有利于胃内容物的排空，还可以避免漾奶，以及由此而引发的呼吸道阻塞造成窒息。注意体位的变换，四肢要保持自然的屈曲状态。

(4)新生儿睡眠时需注意的问题

①有的母亲为了与婴儿更亲近就同盖一床被子，或者搂着婴儿睡觉，婴儿只能吸入一些污浊气体而得不到新鲜空气，容易生病；当母亲熟睡时很可能用上臂或身体压住婴儿，造成骨折、窒息等；还会养成一醒就吃奶的坏毛病，引起消化不良，限制自由活动，影响正常的血液循环，不利于婴儿的生长发育。

②也有的母亲怕孩子受凉就用被子蒙住睡觉，这样会使婴儿体温升高，大汗淋漓，呼吸困难，甚至窒息。

③还有的母亲担心孩子睡不踏实，把孩子抱在怀里睡，日久天长使孩子养成了不抱不睡的坏习惯，不利于母子的健康。

④有的新生儿白天大睡不醒，晚上则哭闹不休，这是因为新生儿刚出生对这个世界不熟悉，也不适应，分不清白天和黑夜。遇到这种情况时，父母应该帮助新生儿调整睡眠

习惯，白天尽量不要让孩子睡得太多，少喂些奶，不要让孩子处于过饱状态，或者多给孩子一些刺激，如揪揪耳垂、弹弹足底等，使其睡不踏实，白天疲倦了，夜间自然会睡得安稳。晚上除喂奶和换 1～2 次尿布外不要轻易打扰他，几天后慢慢就会改变过来。

10. 抱新生儿的方法 新生儿柔嫩的躯体对于刚做爸爸、妈妈的大人来说，实在是无所适从。又想亲近宝宝，抱抱孩子，但又无从下手。要知道，新生儿头部体积和重量占全身的比例较大，并且头颈柔软，难以支撑整个头部，刚出生后不久的婴儿抱起来时头摇摇晃晃不能直立，所以必须托住颈部，使宝宝的头部不往下耷拉，四肢不往下垂。

(1)抱起仰卧的婴儿：当婴儿仰卧在床上时，您可以把一只手轻轻放在他的背部及臀部下面，另一只手从对面轻轻放在他的头下，两只手同时用力，慢慢抱起婴儿小心地放在您的肘部或肩膀上，使头有依附。

(2)抱起俯卧的婴儿：婴儿正在俯卧您想抱起他时，要先把一只手轻轻放在他的胸部下面，前臂支住他的下巴，另一只手放在臀部，慢慢抬高。然后让他的面部转向您并靠近您的身体，您那只支撑他头部的手向前滑动，直至他的头舒适地躺在您的肘弯上，另一只手放在臀部或腿部，婴儿如同躺在摇篮里，感到很安全。

(3)抱起侧卧的婴儿：婴儿侧卧时，您把一只手轻轻放在他的头颈部下方，另一只手放在臀下，把婴儿挽进您的手中，确保他的头不耷拉下来。然后，慢慢地将他抬高靠近您的身体并抱稳，再把您的前臂轻轻地滑到他头的下方，使头靠在您的肘部。

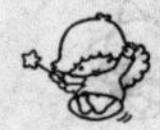

(4)仰卧放下婴儿:您的一只手置于婴儿的头颈部下方,另一只手放在臀部,慢慢放到床上,待他的重量落到床上时,先把放在臀部的那只手抽出来,然后就用这只手稍微抬高他的头部,轻轻抽出您的另一只手,再把他的头放下。要注意,不要让头向后磕碰到床上,也不要太快地将您的手抽出来。

(5)侧位放下婴儿:先让婴儿躺在您的手臂中,头靠在您的肘部,您托着他头部的手臂轻轻落到床上,先抽出放在他臀下的那只手,再用这只手托住他的头并抬高,慢慢抽出另一只手,然后轻轻放下他的头,这样他就可以侧卧在床上了。

(6)要求抱起婴儿后也要让他感到舒适、安全:可以用您的左手臂弯曲,让婴儿的头躺在手臂弯里,右手托住婴儿的背和臀部,右胳臂与身子夹住婴儿的双腿,同时托住婴儿的整个下肢,左臂比右臂大约高出10厘米。这样把婴儿抱于手臂中,使他的头和肢体都受到很好的支撑,既舒服又有安全感。或者将您的一只手放在婴儿的臀下,支持体重,另一只手扶住婴儿的头部,使孩子靠住您的肩膀,直卧在您的胸前。这样抱婴儿,既安全又无压迫感。

当婴儿啼哭时,大多数父母都会将婴儿抱起,走走拍拍,摇摇晃晃,直到停止啼哭为止,其实这样对婴儿是不利的。因为新生儿头大,颈部肌肉软弱,不能承受剧烈摇晃对未成熟脑组织的震动,震动可以使颅内小血管损伤出血,脑组织受损,影响孩子今后智力和行为的发育。随着年龄的增长,因摇晃而受伤的机会也就逐渐减少了。

11.防止新生儿意外伤害 避免新生儿意外伤害,是父母的责任，应该从以下几方面做好防备。

(1)防止外伤：家中不要养小动物，如猫、狗等。因为这些动物有可能抓伤或咬伤孩子，动物的某些疾病也会传染给孩子。要防鼠、灭鼠，老鼠有时也会伤害孩子。

有的母亲为了防止新生儿自己抓伤面部皮肤，于是给他戴上小手套，但都忽略了松紧程度，一根细细的线头就可能缠绕住孩子的小手指，影响手指的血液循环，甚至导致组织坏死，造成终身残疾。

(2)防止烫伤或烧伤：当您用热水瓶或热水袋给孩子保暖时，一定不要直接接触孩子的皮肤，并将热水瓶或热水袋的口拧紧，再用毛巾等物包裹好，放在小被外面。给孩子洗澡时，大人要先试一试水温。喂牛奶时，奶的温度也一定要适宜。只有注意到了，才可以防止烫伤或烧伤。

(3)防止窒息：为了不让孩子着凉，有的母亲就把孩子包裹的严严实实，此时千万别忘记了给孩子口鼻留下空间，以避免窒息的发生。母亲不要把孩子搂在一个被窝里面睡觉，更不要躺着给孩子喂奶，因为一旦母亲睡着了，乳房很容易堵塞孩子的鼻子，引起窒息。人工喂养时，橡皮奶嘴的孔不能过大，孩子吃奶时不能过急，每次吃完奶后要将孩子抱起来，轻拍后背，打嗝后再轻轻放下，取侧卧位，以减少吐奶和呛奶，防止发生窒息。

三、观察宝宝的大便

大便的次数和性状，可以反映宝宝的喂养情况及消化能力，因此不能忽视对宝宝大便的观察。

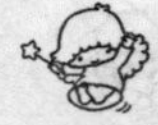

新生儿出生后第一天排出黑绿色、粘稠、无臭味的胎便，由粘液、胆汁、肠道分泌物、上皮细胞、胎儿吞咽的毳毛、脂肪组织等组成。如出生24小时后仍无胎便排出，应该检查消化道有无先天畸形。

哺乳以后大便逐渐变成黄色、糊状，每日3~5次。如果几天不便，便一次量很多，或者伴有呕吐、腹泻，应该排除有无巨结肠。消化不良时，大便次数增多，粪质与水分开。

母乳喂养的婴儿大便呈金黄色，糊状粘稠，均匀质软，无臭味。少数吃母乳的新生儿，2~3天大便1次，大便性状正常，新生儿也很安详，这是因为母乳被宝宝充分吸收、利用，所剩废物较少之故。也有的宝宝出现腹泻，每日8~10次，微绿色、酸味、稀便，有时混有奶瓣和泡沫，但宝宝一般情况很好，体重照常增长，化验大便也正常，这就是生理性腹泻。因为母乳中含有一种叫做前列腺素的物质，吃奶时这种物质会随着乳汁进入宝宝体内，有促进小肠平滑肌蠕动的作用，所以宝宝大便次数多。母亲可以服用吲哚美辛(消炎痛)25毫克，每日2~3次，连服10天治愈，最快3天就能见效。

牛乳喂养的婴儿大便呈黄白色，干燥结块，有时混有奶瓣，臭味较浓；喂糖过多，大便呈泡沫状，有酸味；喂养不足，大便呈绿色，量少，次数多，新生儿常哭闹不安；肠道感染时，大便次数多，稀薄或呈水样，或便中带血液、粘液、脓液，有腥臭味，新生儿会出现呕吐、厌食，甚至出现发热、脱水等现象。

母亲应根据宝宝大便的特点，改进喂养方法和技巧，并且可以找医生做相应的处理。

四、宝宝哭闹要寻找原因

新生儿出生后的第一反应就是啼哭，通过哭可以增加肺活量，促进机体的生长发育；通过哭声与母亲及周围的人交流感情；通过哭声表达自己的感受和意愿，唤起别人的注意和获得帮助，以满足自己的需求。

国内外的科学家已经做了大量的研究，总结出了几种新生儿啼哭的特点：

“饿了”，常常在喂奶后2~3小时啼哭，声音不高不低、长短均匀、有节律，并且转头张嘴、左右寻觅，吸住乳头后停止啼哭，吃饱后安静入睡。

“湿了”，常常在吃奶后或睡醒后啼哭，声音高低不一、长短不匀、不规则，边哭边活动屁股，多为尿湿了，换干净尿布后停止啼哭，或睡或玩。

“热了”，常常在室温过高或衣服、被褥太厚时啼哭，哭声较高，四肢乱蹬、全身出汗，蹬开被子后哭声停止，安静下来。

“痛了”，常常为阵发性啼哭，哭声较高，长而有力，喂奶也不会停止啼哭。

“想抱了”，常常在喂奶后、入睡前啼哭，哭声无节奏，哭哭停停，左顾右盼，抱起后停止啼哭，放下后又开始哭起来。

“病重了”，常常哭声低沉，无规律，短而无力，甚至呈呻吟状，全身反应淡漠，不吃奶，发热或体温不升。

当宝宝哭闹时应根据啼哭的特点进行分析判断，做出相应的处理。换完尿布及喂奶后仍然哭闹不止，要脱下衣

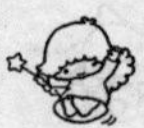

服，从头到脚仔细检查一遍，看看有无红疹、溃疡、脓疱疹、虫咬、损伤等异常现象；还要从乳母的饮食，以及喂养方式等方面加以综合考虑。

比如乳母有时会发现，当自己吃了某种食物后宝宝就会烦躁、哭闹。任何食物都可能发生这种情况，但是通常无法确定哪种食物不能吃，只能靠自己注意观察，慢慢摸索。乳母饮食中的蛋白质，如牛奶、黄豆、蛋类等，可能会引起宝宝过敏而感到不舒服；乳母喝咖啡、可乐、吸烟都会使宝宝感到烦躁而哭闹。因此，哺乳母亲要避免喝咖啡、可乐等饮品，禁止吸烟。其他人也不要在宝宝房间里吸烟。

有的乳母喂奶时，总是一侧乳房的奶还未吃完就让宝宝吃另一侧，这样的话，宝宝很少吃到含脂肪较高的后段奶，满足不了能量需要，于是常常哭闹，总想吃奶。所以一定要吸空一侧乳房再吸另一侧乳房。

有的宝宝每天在固定的某一时间连续哭闹不停，多发生在晚上，哭闹时绷直两条小腿，有时又像要吃奶，无法使其安静下来，通常宝宝的生长发育不受影响，这可能是肠蠕动加快或肠内积有气体的原故。这时，您可以把宝宝抱起来放在双腿上，面朝下，背靠母亲胸前，双手搂住宝宝腹部轻轻按压，宝宝就会安静下来。

也有的宝宝白天睡不醒，晚上却一直哭闹，这是因为宝宝的生物钟还没有调准，分不清白天、黑夜，或者说白天与黑夜颠倒，不管什么时候想吃就吃，想睡就睡。爸爸、妈妈们应该帮助宝宝调整好睡眠习惯，白天多与宝宝接触，尽量不让宝宝睡得太多；晚上尽量减少干扰，让宝宝安静睡觉，把颠倒的生物钟给调整过来。

五、新生儿常见病症的防治

1. 对新生儿的一般观察 新生儿如有不舒服或患病时，自己不会表达，而且有时症状不典型，病情发展变化又快，因此要及时发现异常表现，可以从以下几方面进行观察：

(1)肤色：正常面色为红润，如发绀、苍白或持续发绀属于异常情况。发绀常常以口唇、口周、鼻根、指(趾)尖为主，考虑体内缺氧；皮肤、粘膜发黄为黄疸。根据程度和范围决定是否属于病理情况。

(2)哭声：正常哭声洪亮有力，如突然出现短促的哭声或哭叫，哭声无力或呻吟均属异常。

(3)姿势：观察仰卧安静状态下的姿势，对及时发现新生儿神经系统的异常十分重要。正常新生儿仰卧时，两大腿轻度外展，肘、膝、踝关节屈曲，睡眠时两手轻轻握拳，如婴儿双下肢完全外展，甚至双下肢外侧贴近床面，则表示神经系统可能有异常。

(4)吸吮：正常时吸吮应均匀有力，如表现无力、不吸吮、呛奶或吃奶量减少、不及平时的半量等都属于异常。

(5)呼吸：正常情况下呼吸均匀，每分钟 40 次左右，如果每分钟大于 60 次或低于 30 次，吸气时胸部明显凹陷，呼气时有呻吟，或呼吸暂停伴发绀属呼吸异常表现。

(6)惊厥(抽风)：新生儿惊厥表现不典型，变化多。惊厥时呼吸暂停，两眼凝视，眼睑反复抽动，眨眼，吸吮或咀嚼动作，时而伴有四肢及头面部肌肉的抽动等。

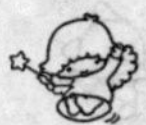

(7)低血糖反应:大多缺乏典型症状,并有个体差异。常常出现在出生后2~6小时或1周内,如新生儿反应差、喂奶困难、阵发性发绀和震颤、眼球异常转动、惊厥、呼吸暂停、嗜睡、昏迷,有的多汗、面色苍白。严重低血糖可以导致死亡,幸存者常伴有智力低下。

2. 痱子

(1)表现:痱子是因汗腺排泄不畅引起的汗腺周围炎,夏季出汗多很容易生痱子。白色的痱子呈比较表浅的小疱疹,不痛、不痒,1~2天后液体吸收,会出现脱屑。红色的痱子呈小丘疹或丘疱疹,也可融合成片,痛、痒、灼热,孩子烦躁不安,遇热后会加重。脓痱子,一个一个的小脓点,破后容易发生感染。不论哪一种痱子,如果护理不当都会被细菌感染。

(2)防治:为了预防痱子的发生,新生儿房间要通风,温度及湿度要适宜,尤其在夏季要常洗澡,衣服要宽松,衣料吸水性要强,洗澡后撒一些爽身粉,帮助汗液的吸收。

3. 新生儿脓疱疹

(1)表现:有时可以在新生儿身上发现一些米粒或绿豆大小的脓疱,以颈部、腋窝、下腹部、腹股沟处、大腿内侧多见,因为这些地方容易出汗、潮湿,护理不当,细菌就会在此繁殖,侵入皮肤引起炎症,室内温度越高越容易发生。

(2)防治:轻者对孩子影响不大,可以用75%的乙醇(酒精)消毒,用消毒针头将脓疱刺破,脓液流出,然后再用75%的乙醇(酒精)棉球反复擦洗几次,就会痊愈。重者则脓疱布满全身,孩子发热或体温不升,哭闹,不吃奶,甚至会引起全身感染、败血症等。应该住院彻底治疗。

4.“马牙”

(1)表现:有些新生儿生后几天可以在上腭中线两旁或牙龈边缘看到黄白色的小点,通常叫做“马牙”。

(2)防治:这是上皮细胞堆积形成的,属正常现象,不影响孩子吃奶,不能挑“马牙”。如果挑破或用蘸了盐水的粗布去擦破,会给细菌的侵入打开门户,引起口腔炎、牙龈炎,甚至败血症而危及生命。

5. 新生儿鹅口疮

(1)表现:有些新生儿口腔粘膜会看到一些白色的凝块,好像奶块,但是擦不掉,如果用力擦掉,会见到下面的粘膜发红,少量渗血,这就是鹅口疮,是由白色念珠菌感染而引起的。多见于身体虚弱和营养不良的婴儿,特别是消化不良者,长期服用抗生素以及通过使用带有白色念珠菌的食具而感染。严重者有低热、吞食困难、拒奶等现象。

(2)防治:为了预防鹅口疮的发生,乳母一定要注意卫生,食具要严格消毒,做好婴儿卫生,加强营养,增强抵抗力,以减少发病的机会。已经发生后,一般可以用2%~3%的小苏打水局部清洗,再用棉签蘸1%的龙胆紫药水涂搽,每日2~3次,很快便会好的。严重者可用制霉菌素甘油混悬液涂抹,并口服维生素C、B族维生素,增加对真菌的抵抗力,促进治愈。如果是因为长期应用抗生素引起的就要请医生给以恰当的治疗。

6. 新生儿鼻孔不通气 新生儿鼻粘膜毛细血管丰富,受到寒冷或其他刺激会引起鼻粘膜充血肿胀,使鼻孔不通气。另外当室温过低、空气干燥时,鼻腔分泌物结痂,堵塞鼻孔,乳母因为患妊娠高血压综合征服用了利血平,新生儿

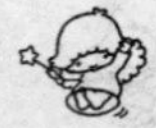

的鼻孔也会不通气。遇到这种情况后,要仔细观察,找出原因,对症处理。如无分泌物的鼻堵,可以用温热毛巾敷于鼻根部,会起到鼻子通气的作用。如有分泌物,可以挤一滴乳汁于婴儿鼻腔内,待鼻垢软化后再用棉花丝刺激鼻腔,使孩子打喷嚏排出,或用棉签蘸少量水插入鼻腔清除分泌物,动作一定要轻,避免引起鼻出血。一般情况下,不用促使鼻粘膜血管收缩的药物。

7. 新生儿眼屎

(1)表现:新生儿眼部出现眼屎,也就是脓性分泌物,考虑是眼睛发炎了。当有大量分泌物时,可能是患了急性结膜炎。

因为在分娩过程中,产妇阴道内带菌的分泌物会进入新生儿眼中;出生后,母亲及护理人员的手、污染的毛巾也会将细菌带入新生儿眼中,引起炎症。如果产妇患淋病,会将淋球菌带入新生儿眼中,发生"脓漏眼"。新生儿眼睛发炎时,大量脓性分泌物会将眼睫毛粘住,睁眼困难,眼结膜充血水肿。遇到这种情况,要在医生的指导下,应用抗生素眼药水或眼药膏治疗,1 周左右可以治愈。

(2)防治:眼睛上药时,应先洗净双手,用消毒棉签擦去眼部分泌物。背着光线将孩子水平抱起,上下移动上身和头部,孩子会自动睁开眼睛,用一手拿眼药瓶,距离眼睛 1 厘米左右,滴 1~2 滴药水于下睑结膜穹隆内,然后合上眼睛,帮助药液扩散,减少外溢,再用消毒棉签擦去眼睛周围的药水,每日滴 3~4 次。眼药膏应从内向外将药膏涂于下睑结膜穹隆内,合上眼睛,轻轻揉几秒钟,消毒棉签擦净眼睛周围,最好是睡觉前上药。

8. 新生儿湿疹

(1)表现:新生儿出生后,有时脸上会出现一些红色的小丘疹或红斑,并逐渐增多,有时还有小水疱和黄色的渗出液结成的痂皮,这就是婴儿湿疹。湿疹是一种常见的皮肤变态反应,可以由家中的空调、宠物等环境的影响,或者婴儿吃了各种乳制品而引起。母乳喂养的婴儿与母亲吃的食物品种有关,如海鲜产品、带刺激性的食品也会引起新生儿湿疹。

(2)防治:为了预防湿疹的发生,应该改善家庭环境,经常通风换气,清洁空调,不养宠物,尽量实施母乳喂养。母乳喂养者要注意观察自己吃了什么食物后容易引起婴儿发生湿疹,就要避免吃这些食物。母亲和婴儿不穿丝、毛织物的衣服,以防发生或加重过敏。如果是喂牛奶的,煮奶的时间要长一些。

发生湿疹后要加强护理,保持患部皮肤清洁,但不要用热水烫洗;将新生儿指甲剪短,保持光滑、卫生,以避免抓挠患部;并在医生指导下涂外用药膏。

9. 新生儿脱水热

(1)表现:炎热的夏季,往往在新生儿出生后第 2 ~ 5 天,有时体温会突然升高到 38℃ ~ 40℃,持续数小时,孩子除哭闹不安外,无其他不良反应,喂水后体温会慢慢降下来,大多为脱水热。发热的原因与室内温度过高、婴儿穿的太多以及摄入水分不足有关。

这时新生儿表现为皮肤发红,口唇干燥,哭闹不安,严重的两眼呆滞,面色晦暗。

(2)防治:为预防脱水热的发生,应该调整好室内温度,

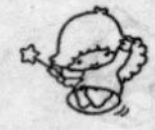

尤其是高温季节要确实做好降温措施，新生儿不能裹得太紧、穿得太厚，并且要勤洗澡、多喂水。

发生脱水热后要立即给以补充水分，喂温开水或5%的糖水，洗温水澡，体温就会逐渐降至正常。

10. 新生儿尿布疹

(1)表现：如果不能保持臀部的清洁干燥，尤其是腹泻的宝宝，很容易引起臀红，也就是尿布疹。开始只是肛门周围发红，逐渐蔓延到臀部、会阴部、大腿内侧等尿布所遮盖的皮肤处，重的局部还会出现一些小水疱、渗液、糜烂、继发感染，宝宝会感到疼痛，很不舒服，常常哭闹不安，母婴都不得好好休息。

(2)防治：发现臀红后在每次换尿布时要将屁股清洗干净，然后涂一些鱼肝油或鞣酸软膏，或者炒菜用的花生油、香油等，换好柔软、干净的尿布，每天涂4~5次，一般3~5天可以痊愈。如果有少量渗液，而且清亮、无味，可用清洁的毛巾轻轻擦干，提起双腿，应用100瓦的白炽灯泡照射，每次20~30分钟，一天可以照射4~5次，直到局部皮肤干燥为止，每次照后要涂上软膏，换好尿布。照射时一定要有专人看护，以免发生烫伤。照射距离30厘米左右，大人可以用手试试，感到微热即可。如果渗液呈黄绿色、粘稠、有臭味，考虑已经感染了，应该请医生指导和治疗。

11. 新生儿黄疸 胎儿在子宫内靠胎盘由母亲供应氧气，需要大量的红细胞进行运输，出生后，新生儿靠肺脏自行呼吸，直接从空气中得到丰富的氧气，不再需要过多的红细胞。因此大量的红细胞在出生后数天内被破坏，产生了大量的胆红素，而新生儿的肝脏处理胆红素的能力又有限，于是血液中胆红素的浓度升高便出现了黄疸。一部分胆红素会随胎便排出，如胎便排泄迟缓，就会增加胆红素的回吸收，黄疸会加重。

(1)生理性黄疸：大多数新生儿在出生后2～3天都会出现黄疸，4～5天最为明显，8～14天自然消退。婴儿精神好，照常吃奶，无病态反应，这属于生理现象，称为生理性黄疸。

黄疸轻时仅表现在面部，重者则躯干、四肢、手心、脚心、巩膜都可以出现黄疸。

(2)病理性黄疸：如果黄疸在出生后24小时内就出现，程度严重，进展快，持续时间长，或者黄疸消退后又出现，并日益加重，都属于病理现象。常常是因母儿血型不合引起的新生儿溶血症或各种类型的感染、新生儿肝胆系统疾病引起，应该尽早到医院检查，及时治疗。

(3)母乳性黄疸：一些母乳喂养的新生儿在出生后2～10天出现黄疸，2周并未消退，或者消退后又重复出现，可持续数周不退。黄疸程度不一，大多在中至重度。婴儿一般情况好，体温正常，吃奶好，体重照常增长，此为母乳性黄疸。

大部分母乳性黄疸对新生儿无多大危害，仍然可以继续让婴儿吃母乳，过一段时间黄疸就会自然消退。如果黄疸比较重，除头面部、巩膜及胸腹部外，手掌、脚底皮肤均发黄，可以暂停哺乳3～4天，黄疸消退后再开始母乳喂养。再次喂母乳后，黄疸还会出现，不过比较轻，可以继续喂母乳，黄疸慢慢会自然消退。

少数新生儿黄疸严重，需要停止哺乳送医院治疗。停

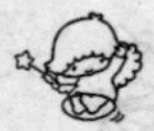

止哺乳期间要挤出乳汁,保持正常分泌,以备今后再继续哺乳。

12. 隐睾 有的新生儿出生后阴囊瘪瘪的,用手触摸没有睾丸,您不必惊慌。先天性无睾症只是极少数的,大多数都是因为睾丸未下降的缘故。在正常胎儿发育过程中,睾丸从腹膜后逐渐下降,在孕 30 ~ 36 周时降到阴囊内,如果出生后仍未降至阴囊内,称为隐睾。足月儿发生率大约为 3.5%,早产儿为 20% ~ 30%,但是到 1 岁时仅为 1%左右。绝大部分孩子在 1 岁内,尤其是前 3 个月,会自然降到阴囊里。如果 1 岁时还没有降下来,需要经过手术将睾丸移到阴囊里面。

13. 脐疝 有的新生儿在哭闹时,脐部鼓起一核桃般大小的圆球,平静时可以自然复原,这叫做脐疝。因为新生儿脐部肌肉菲薄,在腹压增加的情况下,小肠及大网膜可以从该处突出而形成。发现脐疝时可用一枚硬币或纽扣,洗净并煮沸消毒后压在脐部,再用大约 2 厘米宽的布条绕过腰部包好,可以防止脐疝突出,大多数在半年之内消失。如果发现脐疝突出后不能回纳,局部发紫,孩子哭闹,可能造成肠梗阻,应及时去医院治疗。

六、新生儿喂药注意事项

病情轻者,可将新生儿抱起,取半卧位,把药丸、药片研成粉末,溶于水装入奶瓶中,让患儿自己吸吮咽下。也可以将药液用小勺紧贴患儿嘴角慢慢灌入,待患儿将药液全部咽下后再喂儿口糖水。如果病情较重,可将药液吸入塑料软管中，把管口放在患儿口腔颊部粘膜与牙床之间慢慢滴入。假若发生呛咳应立即停止滴入，直立抱起患儿轻轻拍拍后背，严防药液呛入气管。

喂中药汤剂时，药量要煎得少一些，煎 2 遍后去渣，将药液放在一起，上火浓缩，加糖混匀，温后装入奶瓶分 4～5 次服用。

给新生儿喂药时要注意，不能将药和乳汁混在一起喂，因为混合后可能出现凝结现象或降低药效，甚至会使新生儿食欲减退。

还要注意不能给新生儿服用退热药，如果随便滥用会导致体温突然下降，皮肤发绀，出现出血倾向如便血、尿血、颅内出血，甚至死亡。

七、早产儿及其他高危儿的护理

早产儿指不满 37 周出生的新生儿。高危儿指除早产儿外，还包括低出生体重儿、巨大儿、过期儿、高危妊娠分娩儿、手术产儿、出生过程及出生后情况不良的新生儿等。他们对外界适应能力差，必须加强监护。

1. 早产儿 早产儿由于在宫内生长时间短，各器官系统发育还不完善，出生后对宫外环境的适应就会有一定的困难。

(1)早产儿的特点：皮肤嫩、皮下脂肪少，体温调节能力差，体温不稳定，对外界温度较敏感，且很容易随着外界温度的变化而变化；呼吸浅而快，易发生呼吸暂停、呼吸困难、缺氧，出现发绀现象；抵抗力弱，即使是轻微的感染也可酿

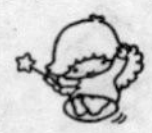

成严重后果；体内营养物质的储备不充分，出生后吸吮能力又差，故容易发生营养不良及代谢紊乱；骨骼软，缺钙；凝血功能差，易发生颅内及内脏出血；对胆红素的排泄功能差，其生理性黄疸维持时间较长且较重；神经系统不健全，对外界的反应也差。胎龄越小、体重越低，越容易生病，病死率也越高。

为了提高早产儿的生存率及生活质量，一定要加强护理、合理喂养。

(2)早产儿的护理

①保温。早产儿对温度的要求比足月儿高，刚出生后应放入暖箱，待体温稳定后再出箱。一般来说要求室温要相对恒定，冬季不低于24℃，夏季不高于28℃。冬季用小棉被包裹，包被外放一热水袋，水温在50℃左右为宜。

②避免寒冷刺激。冬季换尿布、清洁护理时动作要迅速，尽量少暴露身体，以免受凉。如果受到寒冷的刺激，很容易发生硬肿症，出现下肢、臀部、面颊部等处皮肤变硬、水肿，面部开始潮红，进而变的苍灰、发绀或黄疸，婴儿不哭、不吃、不闹，体温不升，体重不增。对这样的婴儿应该慢慢给以复温，放入恒温水浴盆中，头露在外面，每次15分钟，每日1~2次，浴后立即擦干，用预热好的衣服、被子包好，也可以让婴儿紧贴母亲的身体，以母亲的体温来保持婴儿的体温。如果病情较重，应到医院治疗。

③保持呼吸道通畅。早产儿生活能力差，随时都可以发生变化，故应严密观察。早产儿适宜静卧少动，要注意保持呼吸道通畅，发现有粘液阻塞要尽快吸出，如出现呼吸困难、口唇发绀等，应到医院治疗。

④防止感染。早产儿抵抗力差，很容易感染，要特别注意预防。尽量减少来人探望；家中有人感冒、皮肤感染、肠道感染或者患其他传染病时，应该与婴儿隔离；给早产儿喂奶、换尿布前，一定要洗手；衣服、被褥、尿布要清洁、柔软，常换、常洗、常晒；食具天天煮沸消毒；避免漾奶，防止发生肺炎；皮肤出现脓疱疹时，要及时处理。

(3)早产儿的喂养：早产儿的喂养非常重要，喂养不当会出现营养不良，影响骨骼肌和脂肪组织的发育，使生长发育落后并且容易患各种疾病。喂养得当，可以迅速生长发育，很快赶上同龄孩子。

胎儿期和婴儿早期是人类生长发育的关键期或敏感期，胎儿期或婴儿早期的营养状况和喂养方式将会影响他们一生的健康。而且，早期营养过剩和营养不良都会增加肥胖的风险。早期营养不良也会导致以后糖尿病、心血管疾病发病率的增高。

早产儿的喂养应该注意以下几个方面：

①应该尽可能地施行母乳喂养。早产母乳除具备一般母乳的优点外，还有其独特之处，含蛋白质及蛋白酶均高于足月母乳，可以被充分消化、吸收，能够满足早产儿对蛋白质的特殊需求。所含乳糖、不饱和脂肪酸有利于大脑的快速发育。早产母乳中含有维生素 A 和维生素 C 比牛奶高 2 倍，维生素 E 比牛奶高 3 倍，可以减少早产儿肺发育不良及硬肿症的发生，对早产儿的存活意义重大。早产母乳还可以补偿早产儿免疫力的不足，大大提高抗病能力。足月母乳和牛奶都不能替代，只有早产母乳才最适合早产儿。母乳喂养还可以降低日后肥胖的风险。确实没有母乳喂养的

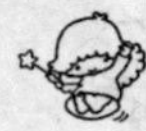

条件，需用牛奶或配方奶喂养时，应该从稀到稠，逐渐增加浓度，并根据体重情况进行配制。如体重低于1 500克，牛奶的浓度应为1份牛奶加1份水；体重在1 500克以上，2份牛奶加1份水调配。

②应早喂。为了防止早产儿低血糖，出生后2～4小时就可以开始正式喂奶，但要根据情况决定，如果早产儿反应不好，可以适当推迟喂奶时间。

③应勤喂。一般体重在1 500～2 000克，2小时喂1次；2 000克以上，2～3小时喂1次；并要强调按需哺乳。

④喂奶量由少到多。一般第一次喂奶时可先试喂2～3毫升，如无异常可逐渐加量，大概隔次增加1～2毫升，要以早产儿的具体情况决定，不吐为原则。出生10天后，每天的喂奶量为体重的1/5～1/6。

⑤采用微量喂养法。对于出生体重<1 500克或需要机械通气的危重早产儿，可以采取微量喂养的方法。所谓微量喂养法，一般是指出生后早期，以每天每千克出生体重10～20毫升的奶量进行喂养的方法。采取微量喂养法可以促进早产儿胃肠功能的成熟，尽早达到满足营养需求的足量喂养。经过多年的实践和研究证实，微量喂养法增加了喂养耐受性，缩短了恢复至出生体重的时间，能达到足量喂养和胃肠外营养的效果，也可以降低败血症的发生率。微量喂养法在具体实施时，可遵循以下标准：

一是，出生体重1 000～1 500克，由1毫升开始，每间隔6小时再给1毫升，根据情况缩短间隔时间，每间隔4小时给2毫升，进一步到每间隔4小时给3毫升。

二是，出生体重>1 500克，由2毫升开始，逐渐加至每间隔4小时给3毫升、4毫升、6毫升。

三是，自出生后24小时内开始，母乳或者早产配方奶喂养，同时给予肠外营养，在正式喂养开始之前，可持续数日至2周，出院后仍然要在医生的指导下继续给予营养支持。

⑥区别对待。根据不同的胎龄及状况采取不同的喂养方式，原则上要保证足够的营养。30～32周的早产儿，可以静脉补液，并挤出母乳鼻饲或应用滴管喂，同时坚持吸母亲手指以刺激和诱发吸吮反射，母子多接触以增进感情，刺激乳汁分泌。大于32周，开始有吸吮反射时要坚持先吸母乳，再用勺子喂，或两者交替。34～36周已有吸吮能力，可直接吸吮乳头。

喂奶时和喂奶后都要仔细观察有无呼吸困难，是否口周发绀及呕吐，发现发绀、呛咳应立即停止喂奶，并抱起孩子拍拍背部。喂奶后可适当抬高头部，取右侧卧位，以防吐奶及吸入而发生窒息。还要注意观察体重的增长情况，保证早产儿获得所需要的足够营养，以帮助早产儿顺利实现追赶性生长(追赶性生长的最佳时期是生后第一年，尤其是前半年)，回到既定的生长轨道上来，这对于他们的一生来说都是非常重要的。

2. 低体重儿 出生时体重低于2 500克者为低体重儿，其中有1/3～1/2为早产儿，其余为宫内生长发育缓慢的结果。这些婴儿的护理与喂养，应按早产儿对待，特别强调施行母乳喂养及产后早喂奶，预防发生低血糖。此外，还要严密观察有无呼吸困难、发绀、抽搐(风)等现象的发生，一旦发现，应找医生积极救治。另外，低体重儿体内锌的含量较

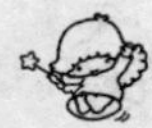

少，出生后就可以口服1%的葡萄糖酸锌口服液，每日0.3毫升(3毫克)，直至6个月，以促进婴儿的生长发育。

3. 巨大儿 出生体重超过4 000克者称巨大儿。其原因为：与遗传有关，父母体格都高大；孕期营养过剩；过期妊娠，胎盘功能尚好，胎儿继续生长而致；还有一部分是母亲患有糖尿病致使胎儿过大。这些婴儿虽然外表看起来体态肥胖、面色潮红，实际上各个器官发育并不成熟，特别是在出生后3天内，大约有20%的新生儿可发生呼吸困难和发绀。越早产者越容易出现，故生后3天内尤其应作为观察、护理之重点。出生后应视同早产儿对待，注意保暖，尽可能在出生后12小时内使体温恢复正常。出生后2小时就可以喂葡萄糖水，并要注意早喂奶，警惕发生低血糖。

典型的糖尿病孕妇所生新生儿外貌特征：比较肥胖，脸圆似满月，全身皮下脂肪丰富，尤其背部有明显的脂肪垫，头发较多，耳郭边缘有毳毛，有的婴儿皮肤呈深红色，皮肤光滑弹性好。肺发育延迟，常常会发生呼吸窘迫综合征。

4. 过期儿 指预产期超过2周才分娩的新生儿。其中有的胎盘功能尚好，继续生长为巨大儿，有的则胎盘功能减退，羊水减少，宫内缺氧，不再继续生长。

(1)过期儿的特点：身体细长，消瘦，缺乏皮下脂肪，如同长期处于饥饿、营养不良状态；皮肤多皱褶，容貌如老人状；头发丛密，粗而硬；颅骨坚硬，骨缝小，耳壳软骨厚；肩背部缺乏毳毛，指(趾)甲长，由于缺乏脂肪而皮肤干燥，在屈侧皮肤皱襞处及外阴部常常有擦烂现象，手足皮肤皱缩，有的皮肤及指(趾)甲被胎粪污染成黄绿色。

(2)引产使胎儿尽早娩出：过期妊娠时，因为胎盘功能障碍，氧气及营养物质的透过性下降常常导致胎儿窘迫，新生儿死亡率也高于足月儿。因此，当确诊为过期妊娠及胎盘功能不全时应该引产，及早使胎儿脱离日益恶化的宫内环境。

(3)护理：过期儿出生后应该注意观察有无发绀、呼吸困难等现象，警惕新生儿肺炎的发生；注意保暖，保持适宜的体温；加强皮肤护理，严防感染；加强母乳喂养，保证得到充足的营养。

5. 窒息儿 窒息对新生儿近期及远期都有一定的影响，其程度取决于胎儿在宫内、分娩过程中、分娩后的缺氧程度。缺氧时间越短，程度越轻，分娩后呼吸出现的越早，窒息表现也越轻；相反，缺氧时间越长，程度越重，分娩后呼吸出现的越晚，窒息表现也越重。

(1)窒息的危害：窒息对新生儿的影响主要是大脑，其次是心脏、肾脏等。如果窒息严重又得不到及时抢救，会使全身各组织器官缺血、缺氧，并导致脑细胞损害，呼吸、循环衰竭，甚至新生儿死亡。即使幸存的也会留下不可医治的后遗症。

(2)护理：新生儿窒息重在预防。当发生新生儿窒息后应积极配合医生进行抢救。新生儿窒息复苏后要重点监护，严密观察病情变化。经常更换体位，开始右侧卧，1～2小时后改为左侧卧，以利两侧肺脏都能很好的扩张。注意减少污染，防止呕吐及呕吐物的误吸。注意保暖，保持适宜的体温。给维生素 K_1 注射，每日 1 次，共 3 天；应用抗生素以防感染。

6. 母儿血型不合分娩的婴儿 要严密观察黄疸出现

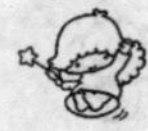

的时间、程度以及消长情况，如果黄疸在出生后 24 小时内就出现，并且比较重，迅速发展，应请医生及时处理。进行蓝光照射，静脉点滴或口服 5% 的葡萄糖水，服中药等以促进胆红素的分解和排泄，必要时给患儿换血，预防胆红素脑病(核黄疸)的发生。

7. 甲状腺功能异常的产妇所生新生儿

(1)表现：甲状腺功能亢进的产妇所生新生儿可能发生甲状腺功能低下、甲状腺功能亢进和大型甲状腺肿，低体重儿、早产儿的发生率也比较高。新生儿出生后，应该严密观察其状态及表现。如果舌头大，蛙腹，皮肤发黄，体温不升，经常安静睡眠，不哭不闹反应差，进食少，排便延迟，为甲状腺功能低下的表现。如果甲状腺肿大，双眼球凸出或者大睁眼睛，皮肤温度高，严重时体温升高，心率加快，呼吸急促，爱哭闹，进食多，大便次数增多但体重不长，为甲状腺功能亢进的表现。发现上述情况时，应请医生认真检查，及时诊断和治疗，并要监测甲状腺功能。

(2)护理：即使新生儿正常，也应视作高危儿对待，给以特别护理，原则上实行人工喂养。

甲状腺功能低下的产妇所生新生儿，一般体格矮小，要特别注意保暖，防止低血糖的发生。出生后一周应监测甲状腺功能。

8. 双胞胎护理

(1)双胞胎大多为早产儿，或虽然足月但体重低。这类婴儿往往胃容量小，消化能力也差，应该采取少量多次的喂养方式。

(2)双胞胎体内糖原的贮备比单胎足月儿少，若饥饿时间过长，容易发生低血糖，影响大脑的发育，甚至危及生命。因此，在出生后12小时内就应喂50%的糖水25～50毫升，第二个12小时内可喂1～3次母乳。

(3)双胞胎瘦小，热能散失较多，对热能的需要比单胎足月儿也多，每天要喂8～12次，体重越轻，喂的次数越多，间隔时间越短。母乳不足，可以加喂牛奶或配方奶粉，奶量和浓度随着日龄的增长和每个婴儿的具体情况进行调整。出生后第二周就可以补充鲜橘子汁、蔬菜汁、钙片、鱼肝油等，但要注意喂牛奶后1小时再喂，以防影响婴儿的消化吸收。

(4)给双胞胎喂母乳时，可以采取“环抱式”的姿势，即婴儿的头枕在母亲的手上，但不要将头推向乳房，婴儿的身体放在母亲的胳膊下，与要喂的乳房同侧。

9. 手术产的婴儿　手术产的婴儿出生后，尤其3天内要保持平静，避免过多干扰，产钳分娩的婴儿要避免挤压头部。因为手术产的婴儿大多数在宫内有缺氧现象或母亲有各种并发症，如妊娠高血压综合征等，出生后抵抗力较低，所以要加强护理与喂养，注意观察有无头颅血肿及新生儿肺炎的发生，如有异常表现，应该积极配合医生治疗。

10. 先天性心脏病婴儿护理　因为胎儿期心脏、血管发育异常导致的畸形，先天性心脏病中8%属于遗传因素，2%属于环境因素，90%属于多因素造成的。不同类型的先天性心脏病患儿表现也不同，如果发现有以下儿方面的情况，应该请医生检查，明确诊断，及时治疗：①母亲怀孕时患过风疹或重感冒，而且服了不少的中西药。②出生后不久或3～4岁以前查出孩子心脏有4级以上杂音。③出生后

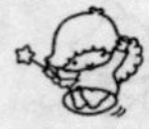

婴儿的生长发育及营养，比同龄的孩子要差。④出生后不久即出现发绀，不好好吃奶，吃奶时憋气、疲乏，容易发生肺炎，且不易治愈。

患病的婴儿因为每次吃奶量不多，所以要增加哺乳次数，每天可达 12 次或更多，即使是静脉点滴也要坚持喂奶。

11. 口腔畸形儿 如唇裂、腭裂的婴儿，根据畸形和严重程度不同，吸吮时口腔的负压有不同程度的不足，吸吮力也有不同程度的减低，吸吮动作要靠舌头卷住母亲的乳晕来回蠕动共同完成。母亲更要倍加耐心地给以照顾，为了让这些婴儿比较顺利地吃到奶，喂奶时可以取直立位，即让婴儿直立，面向母亲，两腿放在母亲身体的一侧。母亲用手掌和外侧三个手指托住乳房，示指和拇指在乳头前方可以自由活动，用以支撑婴儿的下颌和面颊，频繁和长时间的用乳头刺激，婴儿慢慢就会吸吮的。哺喂时可以边喂边挤压乳房以促进下乳反射，还可以用手指压住唇裂的上方来增加吸吮的力量。如果仍然不能吸吮，可以把奶挤进杯子里，用勺子喂奶。喂奶时发现呛咳，应立即停止。喂奶后要侧卧，严密观察有无漾奶现象。

12. 新生儿头颅血肿 头颅血肿是由于胎儿在分娩的过程中受器械的牵引或经过产道的摩擦和挤压，引起颅骨骨膜下的血管破裂，血液积聚而形成的。新生儿出生后几小时可以摸到头颅有肿块，软软的有波动感，轻轻压一压不凹陷，头皮颜色正常。发现头颅血肿时，不要惊慌，切忌按摩，要让婴儿朝向无血肿的一方侧卧，避免挤压血肿。喂奶和洗澡时也要注意，尽量不要压迫及揉搓血肿，并要注意观察血肿有无增大。早期可以冷敷，防止继续出血，晚期可以热敷，或者用茶水调和云南白药外敷，促进血液的吸收，有时需要6～10周才会消失。

八、新生儿抚触

1. 了解和认识新生儿抚触 新生儿抚触简单地说就是母亲及家人与新生儿皮肤的密切接触，是一种成人与孩子愉快交流的方式。新生儿抚触作为一种崭新的育儿理念，正在被越来越多的人接受，人们越来越重视与孩子的交流，这种交流不仅体现在语言上，更体现在与孩子肌肤的亲密接触中。刚刚出生的新生儿需要温柔的皮肤接触，当双手触摸孩子稚嫩的肌肤时，爱会通过手指去传递。这种抚触有助于孩子的身心健康发育。

2. 新生儿抚触的好处

(1)抚触时，通过对新生儿皮肤柔和的刺激，父母把自己的爱意传递给宝宝，使宝宝感到无比的幸福和安全，有助于安慰哭泣或烦躁的孩子，稳定孩子的情绪，减少焦虑，增强自信感。

(2)通过抚触使宝宝最初认识了自己的父母，是感情交流的最好方式。

(3)新生儿抚触能使宝宝减轻腹胀、便秘，胃口大开，吃奶量逐渐增加；消除鼻塞，呼吸变得更平稳；减少哭闹，入睡加快，睡的更踏实，不容易惊醒，也减缓了父母因劳累而产生的紧张情绪；能促进血液循环，刺激免疫系统，提高免疫力和应激能力，使宝宝少生病。

(4)通过抚触活动了宝宝的肌肉，使紧缩的肌肉得到舒

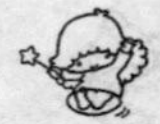

展，促使屈肌和伸肌得到平衡。保持了皮肤的清洁和弹性，尤其对生病的婴儿可以减轻疼痛和不适感觉，缩短治疗过程。

(5)抚触能促进新生儿神经系统发育，提高智商，使宝宝变得更聪明。抚触能改善早产儿的生理功能，更有效的促进其生长发育。

(6)新生儿抚触是一种简便而行之有效的、低投入高产出的育儿方法，有积极的意义和非常的价值。每天只花少许时间，就会给您的宝宝带来一段温馨而美好的时光，送给宝宝一件无法估价的珍贵礼物。

3. 新生儿抚触的注意事项

(1)将新生儿放在一个安静、舒适、温度适宜的环境里，以避免孩子受凉并做好各项准备。新生儿面对大人平躺，有步骤地分部位脱衣，准备一条毛巾或小毯子，适当遮盖不抚触的部位。父母或家人洗净双手并互相摩擦使之温暖，掌心倒一些润肤油，从头到脚轻轻的按摩肌肤。新生儿除臀部按摩取俯卧位外，其他部位的按摩都取仰卧位。条件许可，抚触的同时，听一听优美舒缓的轻音乐，大人孩子都会感到很惬意。

(2)柔和或微暗的光线比明亮的光线好。

(3)动作轻柔又有一定力度，边按摩边通过眼神、语言进行感情交流。要注意观察婴儿的反应，以调整按摩的方式与力量。宝宝的愉悦表情会告诉您，他正需要您如此的按摩。孩子的笑、咿呀的叫和轻微扭动是感觉舒服的表现。任何哭泣、怪相和僵直都提示可能不舒服或不喜欢。

(4)双手平滑地在孩子身上移动时，要保持放松。通常孩子不会一动不动,要顺应孩子的活动进行按摩,而不要与之对抗。如果孩子的手或腿紧紧弯曲着,不要强制伸直。

(5)因为新生儿的皮肤非常娇嫩,抚触前一定剪短指甲,不要佩戴可能擦伤孩子的首饰。

(6)时间不要过长,每个动作可做 5 ~ 10 次,全程 15 ~ 20 分钟,开始可以短一点,大约几分钟,以后逐渐增加至 20 分钟。

(7)每日可做 3 次,最好是在喂奶前或喂奶后约 1.5 小时进行。

(8)不一定每次都进行全身按摩,可以仅按摩一些部位。对各个部位按摩时,由上向下轻捏可使孩子得到安慰而平静,而由下向上轻捏则有刺激性。

(9)如果皮肤有破损时,不宜按摩。

4. 新生儿抚触的具体操作 抚触按摩很容易掌握,关键是动作一定要轻柔,把亲情和疼爱传递给宝宝。按摩部位不必严格局限于以下所述的各个部位,可以自由轻松地进行。

(1)头部

①额部。双手拇指置于额部中央,其余四指放于头部两侧,拇指左右来回按摩额部(彩图 1)。

②颊部。双手拇指置颊部下颌中央,其余四指放于颊部两侧,两拇指延下颌向外上滑动至颊部,呈微笑状(彩图 2)。

③发际。一手置于新生儿头部一侧,另一只手按摩新生儿一侧发际,然后交替按摩另一侧(彩图 3)。

(2)胸部:双手轻轻放于胸部正中,沿着肋骨从中央向

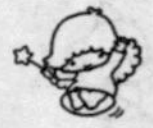

两侧轻轻滑动(彩图 4),或者从肋骨下缘开始,交叉向上滑动(彩图 5)。

(3)腹部:右手从右下腹开始,向上顺时针方向环行轻轻滑动至左下腹(彩图 6)。

(4)手臂和手

①手臂。从肩部起至腕部,一节一节轻轻捏压按摩,如挤奶状,左右、上下轮流进行(彩图 7)。

②手掌。双手拇指从新生儿手掌部交叉向手指间按摩(彩图 8)。

③手指。轻轻地捏一下每一个手指(彩图 9)。

(5)腿和脚

①腿。从新生儿腹股沟部至踝部,双手一节一节捏压按摩如挤奶状,左右、上下轮流进行,然后将双下肢上举(彩图 10)。

②脚掌。双手拇指从新生儿足跟部交叉向脚趾间按摩(彩图 11)。

③脚趾。轻轻地捏一下每一个脚趾(彩图 12)。

(6)背部:需要仰卧位抚触的动作完成后,让新生儿俯卧在床上,也就是趴在床上,不用担心趴着会影响孩子呼吸,其实趴着时,孩子会时不时地努力抬起头,很有意思。

①脊柱关节。孩子趴好后,双手指和手掌由上至下轻压脊柱的每一个关节(彩图 13)。

②背部肌肉。双手由上向下轻拍背部肌肉(彩图 14),或者双手拇指放于脊柱两侧,其余手指环绕腹侧,由上向下按摩脊柱两侧,以加强背部肌肉的张力(彩图 15)。

(7)臀部:双手由新生儿臀部中央至两侧来回轻轻地揉

捏臀部(彩图 16)。

九、新生儿疾病筛查及预防接种

1. 新生儿筛查 有些先天性代谢性疾病和内分泌疾病,虽然发病率不高,但危害极大。出生前无法做出诊断,出生后早期又无典型的临床表现,当症状逐渐出现时,往往神经系统已经存在了不可逆的损害,失去了治疗机会,造成严重的身心障碍。这些孩子智力发育低下,体格发育迟缓,成了家庭和社会的负担。有些疾病,如果发现晚或治疗不当,还会危及生命。现代医学实践证明,其中一些疾病如能早期发现、早期治疗,可以有效地预防残疾,避免悲剧的发生。这就需要应用一种简单的方法对新生儿进行筛查,在症状出现前发现患儿,以便及早确诊、及早治疗,抓住治疗时机,确保患儿健康成长。

目前,我国在新生儿期可以检查出的疾病有苯丙酮尿症、半乳糖血症、先天性甲状腺功能减低症。当新生儿出生开始吃奶 72 小时后,采足跟部 2 滴血进行化验,千万不要有侥幸心理。如果确诊为苯丙酮尿症、半乳糖血症,要积极治疗,控制天然蛋白质的摄入,以专用奶粉进行喂养。实践已经证明,经过治疗的孩子们可以正常的生活与学习。

2. 预防接种 通过预防接种可以提高机体免疫力,预防传染病的发生。

(1)卡介苗:新生儿出生后 2～3 天在左上臂接种卡介苗,接种后会对结核病产生抵抗力。种卡介苗后要注意保持接种部位的清洁,每天换衣服,以防局部混合感染。3～4

周在接种部位会出现小的硬块，有的里面会逐渐产生脓液，再过一个时期上面结痂，不久痂会自行脱落，留下一瘢痕。这是种卡介苗后的正常过程，一般来说无全身不良反应。如果发生破溃流脓，局部红肿，可以用消毒棉签将脓液擦干净，75%的乙醇(酒精)涂搽周围皮肤，破溃处涂1%的龙胆紫药水，并保持干燥。如左腋下出现小疙瘩，应及时热敷促进吸收。如反应较重伴发热，要多喂水，并请医生检查。接种3～4个月后应到结核病防治所检查接种质量，若未接种成功，要重新接种。还要注意刚接种卡介苗后，应该与患活动性肺结核的患者隔离6周，以防在未产生免疫力之前遭受感染。

(2)乙肝疫苗：新生儿刚出生后在右上臂注射第1针重组(酵母)乙型肝炎疫苗1毫升，1个月和6个月时分别注射第2针和第3针，可以有效的预防乙型肝炎的发生。注射后很少有不良反应，个别可能有局部微痛，24小时内即自行消失。如果错过机会，新生儿期未能接种乙肝疫苗，以后在接种前需先做乙肝表面抗原化验，若为阴性则可接种。

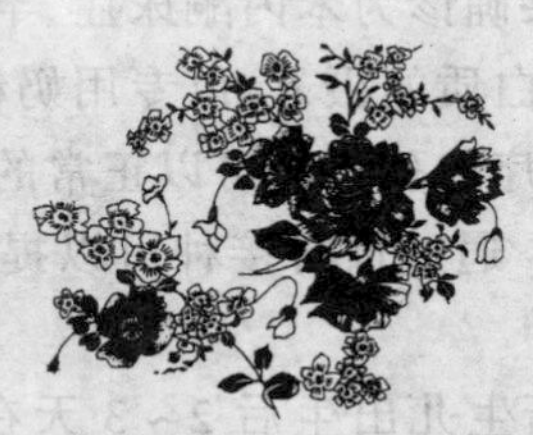

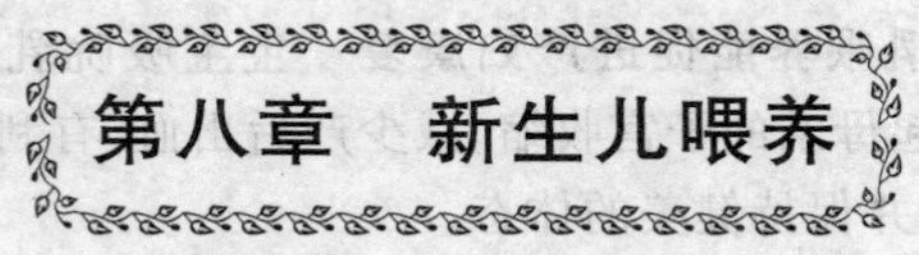

第八章　新生儿喂养

一、母乳喂养好处多

1. 母乳是最天然食品　母乳是母亲专门为自己的宝宝生产的最完美的天然食品。母乳含有婴儿所需要的全部营养物质，而且随着婴儿月龄的增长，母乳的成分也会发生相应的改变。所含蛋白质、乳糖、脂肪，尤其是丰富的不饱和脂肪酸，各种各样的维生素及比例恰当的无机盐等，充分保证了新生儿的生长发育及智力的提高，并且母乳易于消化、吸收，可以被婴儿机体有效的利用。母乳对宝宝的一生都起着非常重要的影响，是任何食品都不可替代的。

2. 母乳中富含各种抗体及抗感染物质　母乳可以提供天然的免疫力，增强宝宝的抗病能力，母乳喂养的婴儿在4～6个月以前很少生病。

3. 母乳喂养有助于促进其牙齿及面部肌肉的发育　宝宝吃母乳时的吸吮动作有助于促进其牙齿及面部肌肉的发育。

4. 母乳喂养可以增进母子之间感情的交流　母乳喂养能增进母子之间感情的交流，满足互相的渴望，这对于宝宝的心理、语言、智力的发育有相当重要的影响。另外，母亲抱起宝宝喂奶的同时也增加了对宝宝观察的机会，可以

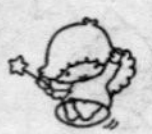

及时发现异常表现，及早处理。

5. 母乳喂养能促进产妇康复　宝宝吸吮乳头时会反射性地引起母亲的子宫收缩，减少产后出血，有利于母亲产后的康复，并保持健美的体态。

6. 能减少母亲患某些癌症的危险　母乳喂养还可以减少母亲患卵巢癌、乳腺癌的危险。

7. 经济　母乳新鲜、卫生、安全、方便、经济、适用，任何食品都无法取代。

由此可见，母乳喂养不仅有利于婴儿的健康成长，也有利于产妇的产后康复，凡有条件哺乳的母亲都应该母乳哺喂自己的宝宝。

二、保证母乳喂养成功的条件

1. 做好哺乳的准备　首先要充分认识母乳喂养对母婴的好处，只有用自己的奶喂自己的宝宝才是最合适的。怀孕后就应该从心理上做好产后实施母乳喂养的准备，同时还要做好乳房的准备。孕期不要戴过紧的乳罩，以免影响乳房和乳头的发育。从怀孕满8个月后就可以开始做乳房的按摩了，用手的掌侧围绕乳房轻轻的、均匀的按摩，每日1次，每次大约5分钟，这样可以增强乳房的血液循环，促进乳房的发育。常用温水清洗乳头，然后涂一点凡士林软膏，使娇嫩的乳头皮肤变的坚韧，以免哺乳时引起乳头裂伤。如果乳头平坦或凹陷，可用一手压紧乳房，另一手轻轻提拉或外挤乳头。若有先兆早产的征兆，应停止按摩乳房及刺激乳头。

2. 产后要早喂奶 新生儿出生后半小时内就要裸体与母亲进行皮肤接触，并且吸吮乳头 30 分钟，这样可以刺激乳头，促进生乳素的分泌，使乳房提早充盈。同时婴儿出生半小时内吸吮反射最强，以后减弱，24 小时后又开始恢复，早吸吮能巩固吸吮反射，促进胎便的排泄。

3. 增强产后哺乳的信心 也许有的母亲由于分娩的疲劳，伤口的疼痛，产后 1～2 天内奶水少，再加上缺乏喂奶的经验，抱不好孩子，母子配合不好，喂一次奶要费好大的劲，于是就产生了急躁情绪，甚至怀疑自己能不能给宝宝喂奶，这样就会影响乳汁的分泌。要相信没有不会喂奶的母亲，只要信心十足、心情愉快、坚持哺乳，很快就会熟练地完成这一神圣而光荣的任务。

4. 正确掌握哺乳的姿势 喂奶时要采取正确、舒适的姿势，既可以避免母亲劳累或损伤乳头，又可以保证宝宝安详地吃奶。母亲可以在床上取侧卧位，或半卧于床头靠背上，或坐在椅子上，抱起宝宝，母婴胸腹相贴，母亲眼看着宝宝，宝宝脸朝向乳房，此时宝宝就会自己寻找乳头，如果宝宝把头转开了，您可以用手轻轻抚摸他的下巴，宝宝就会把头转过来找到乳头。宝宝吸吮时，应将乳头及大部分乳晕都吸入嘴里，否则只吸乳头是吸不出奶的，还会造成乳头皲裂。同时用手压住乳房，避免堵住宝宝的鼻孔，引起呼吸困难。

还要注意喂奶时应吸空一侧乳房再吸另一侧，左右轮流吸吮。如每次总是先吸某一侧，该侧乳房势必因为刺激多而变的比较肥大，分泌的乳汁也会增多，这样一来双侧乳房的大小就不对称，分泌的乳量也不相等。另外，每侧乳房

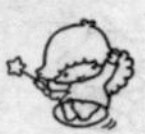

的奶都有前奶和后奶之分,前奶含蛋白质、乳糖多,后奶含脂肪多,吸空一侧再吸另一侧,宝宝得到的营养会更均衡。宝宝每次吃奶时应该能听到咕咚咕咚的吞咽声,吃饱后会自动吐出乳头,或者母亲用小手指头轻轻放入宝宝口中,使负压减低,婴儿便自动张口脱出乳头,切忌强行用力拉出乳头而引起乳头的疼痛与破损。

每次喂奶时都会有空气吸入宝宝的胃中,使宝宝感到不舒服,并且会漾奶。因此,喂完奶后要把宝宝抱起来,身体直立向上,趴在妈妈的肩上,轻轻拍打宝宝背部,把气体嗝出来。

三、母乳喂养注意事项

1. 注意卫生 每次喂奶前要洗净双手,擦净乳头,以防细菌污染引起宝宝肠道感染。

2. 按需哺乳最重要 新生儿出生后的头几天,除了吃奶几乎都在睡觉,就是吃奶时,有时候吃几口就又睡着了,那么就让他睡好了,睡醒后自然会找奶吃。多长时间吃一次、每次吃多少奶量都不能死板,既不要一看钟点已到,抱起正在熟睡的宝宝就喂,也不要任凭宝宝如何哭闹,没到时间就是不喂。

哺乳的时间应该根据母婴的需要和不同的情况决定。一般来说间隔 2 ~ 3 小时喂 1 次,每次哺喂 10 ~ 15 分钟,最好不要超过 30 分钟,并且强调夜间也要按需哺乳。

3. 不要给刚出生的宝宝喂糖水或乳类食品 新生儿出生后的1 ~ 2天内妈妈还没有奶水,家人往往会喂一些糖

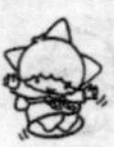

水或乳类食品，这种做法无论是对宝宝还是对妈妈，都是有害而无益的。因为给宝宝喂了糖水或乳类食品后就会降低对母乳的渴求。同时使用了奶瓶、橡皮乳头后，会对妈妈的乳头产生错觉，不愿意费力气去吸吮妈妈的乳头。这样会使妈妈的乳头刺激减少，下奶的时间就推后，乳汁分泌的量也就少了。结果母亲就会误认为自己奶量不足，增加了心理负担，失去了母乳喂养的信心。也有的母亲由于早期奶胀而发生急性乳腺炎。给宝宝喂了糖水会使血糖升高，机体的防御功能降低引发感染。有的宝宝吃了牛奶还会发生过敏性疾病和腹泻。因此，除非必要，不可以给刚出生的宝宝喂糖水或乳类食品。

4. 初乳不能丢 产后1～2天乳房就开始分泌少量的、黄色的乳汁，这就是初乳。初乳虽然量少，但含有较多的新生儿必需的营养物质，如各种免疫球蛋白，可以增强宝宝的抗病能力。免疫球蛋白 A 能为新生儿胃肠道提供免疫和保护作用，但是这类物质在产后第一天的母乳中含量最高，以后则迅速下降。初乳对宝宝肠道菌群的形成也有很大的影响，可以促进正常菌群的生长，抑制致病菌的繁殖，因此可以预防消化道及呼吸道感染性疾病的发生。初乳中还有丰富的生长因子，有利于宝宝的生长发育，同时还减少了母亲体内生长因子的积累，降低了乳腺癌发病的危险。初乳既然有这么多的好处，丢失掉就太可惜了。

5. 母乳不能直接加热 如果因为某种特殊情况，需要把母乳挤出来过一段时间再喂，母亲们会担心奶凉了宝宝吃后肚子不舒服，于是就把奶加热后再喂，这样做是不妥当的。因为母乳直接加热会破坏其中所含的免疫球蛋白，正确的做

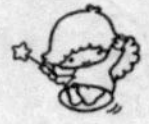

法是把盛母乳的容器放在60℃的热水中复温后再喂。

6. 不要把宝宝放在被窝里喂奶　有的母亲为了图方便、省事，避免夜间宝宝哭闹，或者冬天大人、孩子都怕冷，于是就把宝宝搂在自己的被窝里，宝宝一哭就把乳头放嘴里，喂着喂着母亲便进入了梦乡。可是当宝宝吃完奶呕吐时，由于乳头堵住了嘴又吐不出来，胃内容物便反流入气管，而引起窒息；或者熟睡中的母亲无意中翻身压住了正在吃奶的宝宝，宝宝弱小无力抵抗，很可能被活活压死，一觉醒来后悔莫及。因此，为了宝宝的健康和安全，母亲们晚上还是在清醒状态下把宝宝抱起来喂奶吧。

7. 产妇的饮食应新鲜、多样化

(1)新鲜：不新鲜的食物，如剩菜、隔夜饭、放久了的水中均含有亚硝酸盐，产妇吃了以后会通过乳汁传送到新生儿体内，使血液中有携带氧气能力的铁离子变成了无携带氧气能力的铁离子，导致宝宝缺氧，并在皮肤、粘膜处出现发绀斑块。因此，乳母要吃新鲜食物、喝新鲜水，并且要少吃或不吃辛辣等刺激性食物。

(2)多样化：新生儿从母乳中不仅可以品尝母亲的“食谱”，而且可以记住是什么味道，母亲的饮食越复杂，宝宝的记忆库就越丰富，长大后就会增强对各种各样饮食的适应能力，挑食、偏食的毛病就会减少，所以母亲的饮食一定要多样化。

8. 妈妈要戒烟、戒酒、不喝咖啡　烟草中含有尼古丁、氢氰酸、焦油等物质可以随烟雾吸收入血，进入乳汁，当宝宝吃了这种被污染的乳汁后生长发育就会受到一定的影响。同时宝宝还能直接吸入这些有害的物质，刺激呼吸道引起粘膜损伤,反复感染,从小健康就受到威胁。喝酒可以使乳汁的分泌减少,酒精会使新生儿发生中毒。妈妈喝了咖啡,其成分会进入乳汁,宝宝吃了后易引起兴奋、烦躁不安、哭闹、不好好睡觉,时间久了会影响神经系统的发育。为了宝宝的健康成长,为了下一代的幸福,母亲们戒烟、戒酒吧,哺乳期间也不要喝咖啡了。

9.应戴乳罩 戴乳罩可以把乳房托起,防止下垂,避免血液循环受到影响,有利乳汁的分泌,同时也保持了女性体态的美,所以应戴乳罩。但是一定要选择纯棉制品,因为化纤类乳罩其纤维容易进入乳腺管内将乳腺管堵塞而导致奶少。乳罩大小要合适,过紧会摩擦乳头,使乳头破损。款式要方便,以胸前能打开的为好,喂奶时可以轮流打开某一侧。乳罩应该常洗常换,保持清洁卫生,还要注意不和其他衣服一起洗涤。

10.注意药物影响 药物通过血液循环可以进入乳汁中,宝宝吃奶时这些药物也会随着乳汁一齐进入体内。不同药物在乳汁中的浓度不同,对宝宝产生的危害也不尽相同。而且新生儿对生物转换和排泄的功能尚不完善,对清除药物的能力也相对低下,对药物的排泄异常的缓慢,不仅会引起急性不良反应,还会引起微小而不容易被发现的影响。

(1)哺乳期用药原则:乳母一定不要滥用药物,哺乳期用药应遵循以下原则:

一是,几乎能通过胎盘的药物均能通过乳腺进入乳汁,因此孕期不适宜用的药物,哺乳期也不宜应用。

二是,哺乳期用药时,哺乳时间应避开血药浓度高峰

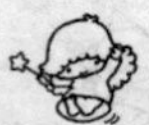

期,减少乳汁中的药物浓度。可以通过调整哺乳时间,以减少孩子吸入的药量。母亲应该在哺乳后立即服药,并尽可能推迟下次喂奶时间,间隔 4 小时为好。当怀疑乳汁中有某种有害物质时,应该予以检测。

(2)药品分类:美国食品药品局(FDA)将药物分为如下几类:

A 类药:凡人类实验已证明在早孕期到晚孕期对胎儿无害的药物。

B 类药:动物实验证实无害,未经人类早孕期实验的药物。

C 类药:动物实验证实有致畸或致胚胎死亡的作用,而在人类未做对照实验;或在动物及人类均未做实验,这类药物应权衡利弊,慎重使用。

D 类药:证实对人类胎儿有害,在无其他良好有效的治疗指导时,不得不冒险使用的药物。

X 类药:人类或动物实验均显示可致胎儿畸形,或对胎儿有害,孕妇应禁用的药物。

(3)目前已知乳母禁用的药物

①放射性制剂。如碘制剂可以对新生儿甲状腺产生抑制作用,影响生长发育并引起智力低下。如果母亲必须注射放射性诊断制剂,应该在放射性物质从乳汁中完全消失后再恢复哺乳,碘的消失为 7~9 天。

②抗甲状腺药物。这类药物可以通过胎盘,如用药剂量过大,则会引起胎儿、婴儿甲状腺激素的生成和分泌不足,甚至产生甲状腺功能减退和甲状腺肿。

③异烟肼。一种抗结核药物,母亲服用后其代谢产物

也能在乳汁中出现，可以引起新生儿肝中毒。

④巴比妥类。为抗癫痫药物，如果患癫痫的乳母每天服苯巴比妥和苯妥英钠各400毫克，会使婴儿出现高铁血红蛋白血症，全身瘀斑、嗜睡并出现虚脱现象。

⑤溴隐亭。可以抑制泌乳，使乳量减少。

⑥抗肿瘤药。如环磷酰胺，可抑制骨髓造血，并可致癌。

⑦抗精神病药。如奋乃静，可影响孩子的智力发育并使肝脏受损。

⑧抗凝血药。如阿司匹林，可引起孩子出血。

⑨抗生素类。如链霉素、卡那霉素可损伤孩子的听神经和肾脏；诺氟沙星（氟哌酸）等可影响孩子的骨骼发育；氯霉素可抑制孩子的骨髓造血；四环素可影响孩子的牙齿、骨骼的发育。

⑩避孕药。影响乳汁的分泌。

除上述药物外，其他药物在乳汁中的排泄量很少，一般不会对孩子产生什么不良影响，所以服药期间不必停止哺乳。

四、母乳喂养中常见的问题及处理

1. 乳头皲裂　常常在产后第一周内，由于各种原因使乳头上形成了大小不等的水疱、渗液、裂口、糜烂、溃疡等，有时还会有出血，乳母会感到乳头燥裂样疼痛，有的会牵扯到乳房、胸部，给乳母带来了很大的痛苦。尤其是宝宝吸吮乳头时更是疼痛难忍，因此往往乳房不易排空，造成乳汁瘀

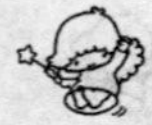

滞，细菌从裂口中侵入而引起乳腺炎。

(1)乳头皲裂的预防

①孕晚期就开始用温水擦洗乳头，使乳头皮肤增殖、变厚、坚韧、富于弹性，能经得起新生儿的吸吮。

②如果乳头平坦或凹陷，孕晚期开始每天向外轻轻提拉乳头数次，帮助牵出，以免新生儿吸吮困难。

③不要用肥皂、酒精等有刺激性的清洗剂擦洗乳头。

④喂奶时先吸健侧，后吸患侧，不能只吸乳头，应该将乳晕一同吸入嘴内；喂完后要等宝宝吐出乳头后再抱离；不能让宝宝含着乳头睡觉。

⑤每次喂奶后要挤出少许乳汁涂在乳头上起保护作用，因为乳汁中含有抑菌作用的物质，能起到修复上皮的功能。

(2)乳头皲裂的治疗

①如果已经发生了乳头皲裂，一般不必停止哺乳，而应多次短时间的喂奶，频繁的吸吮，避免奶胀。每次喂奶时要先喂健侧，后喂患侧。

②如果乳头糜烂严重，疼痛难忍，可以将乳汁挤出盛在干净的容器里用小勺喂，每次喂奶或挤奶后要用温水洗净乳头及乳头周围的皮肤，然后涂以2%龙胆紫或10%鱼肝油铋剂，或者涂一些抗生素软膏。

2. 乳汁瘀滞

(1)乳汁瘀滞的原因：产后第2～3天，由于乳汁分泌量的增多，乳房血管和淋巴管的扩张瘀积，乳房膨胀。如果母亲很紧张，既怕麻烦又怕痛，没能做到早吸吮，频繁的吸吮，每次喂奶时姿势不对，吸吮无效，乳房也不能完全排空，于是乳房越胀越厉害，皮肤水肿变厚，失去弹性，乳房变得又热、又硬、又笨重、触痛，可摸到块状物，乳腺管阻塞，乳汁不能顺畅地排出，造成乳汁瘀滞。

遇到这种情况不必担忧，只要有足够的信心，采取正确的方法，相信乳汁一定会畅流如注。

(2)乳汁瘀滞的防治

①不喂奶时用合适的乳罩将乳房托起，以促进血液循环。

②喂奶前用热水袋或热毛巾外敷双乳数分钟，也可以用热水淋浴双乳。还可以用手从乳房的上方向乳头方向轻轻拍打或用干净梳子往下梳，使乳房变软。

③用手轻轻提拉或揉搓乳头，并挤出一些乳汁，使乳房肿胀减轻。抱起宝宝，上托乳房，乳头突出，把乳头和乳晕一同放入宝宝口中进行有效的吸吮。

④家人帮助按摩后背。产妇脱掉上衣，取坐位向前弯曲，两臂交叉放在桌边，头放在手臂上，双乳松弛下垂。家人站在背后，双手握拳伸出拇指，双手指用力点压、按摩、移动，并做小圆周动作，上至颈部肩胛处沿脊柱向下移动，每次2~3分钟，可以刺激射乳反射。

⑤掌握正确的挤奶方法。用拇指和示指放在距乳头根部2厘米处，两指相对，其他手指托住乳房，拇指、示指向胸壁轻轻压下，挤压乳窦，反复一压一松，乳汁就会流出。

如果用手挤奶有困难，可以用吸奶器将乳汁吸出。挤压吸奶器的橡皮球排出空气，将玻璃广口覆盖于乳头上，完全附着在皮肤上并密闭与空气隔绝，放松橡皮球，乳头乳晕便都吸入玻璃管内，挤压、放松，反复数次，乳汁便可流出。

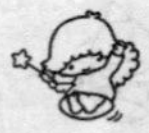

3. 副乳肿胀

(1)表现:有相当多的产妇在产后2~3天内,随着乳房的膨胀腋下出现了鸡蛋大小的肿块,胀痛难忍,十分紧张,以为得了什么病。其实不必紧张与害怕,腋下的肿块是一种乳腺组织,只不过是先天发育不良的乳腺组织,叫做副乳。平时无乳汁分泌,没有任何感觉。产后由于内分泌的改变,乳腺组织的活跃以及乳汁的分泌,腋下形成硬块,产生胀痛,这才引起注意。

(2)处理:当副乳肿胀严重,胀痛难忍时,可以服用止痛药,同时将芒硝用纱布包好后局部外敷,一般24~48小时就会消退。

4. 急性乳腺炎

(1)病因:发生乳头皲裂后处理不当,细菌会从此处入侵,通过淋巴管引起乳腺间质发炎。细菌也可以直接侵入乳腺导管,乳汁瘀滞又给细菌的生长、繁殖创造了有利的条件,于是乳腺发炎了。产妇体质虚弱,当其他部位存在感染灶时,也会通过血液使乳腺感染。

(2)表现:发生乳腺炎时乳母常常感到畏寒、高热,体温在38℃以上,患侧乳房疼痛、肿胀,表面皮肤发红、有硬结、明显的触痛,腋下淋巴结肿大。如处理及时,治疗妥当,很快会退热,肿块消失。若延误治疗,病情会加重,数日内肿块就变大变软,局部出现波动感,形成脓肿。脓肿表浅,可以自发穿破皮肤向外排脓;如穿入乳腺管,脓液则从乳头流出;如脓肿部位较深,则向后穿破。病变范围越广,乳腺组织破坏的就越多,乳汁分泌功能丧失的就越重。

(3)处理

①乳腺炎早期不必停止哺乳,喂奶时应该先吸患侧,后吸健侧,尽量排空乳房,以防乳汁瘀滞。不喂奶的时候用宽布带将乳房托起,促进血液循环。感染严重时应停止哺乳,用手挤出或用吸奶器吸出乳汁。

②可以用热毛巾热敷乳房,每日 3～4 次,每次大约半小时;或用 50%的硫酸镁局部湿热敷,每日 2 次;也可以用仙人掌一个,拔刺、洗净,捣烂如泥,加入少许冰片,外敷患处,干后再换;或将蒲公英叶子洗净,捣烂后外敷患处,干后再换。

③根据医嘱服用抗生素及清热解毒中药,必要时手术切开。

④如果喂奶后仍感到乳房有烧灼感和刺痛感,有时可以放射至乳房深部,就像针穿过乳房一样,皮肤红、亮、薄,乳头、乳晕颜色变浅,应该怀疑有念珠菌感染,可涂龙胆紫或求助医生处理。

5. 产后乳汁外流

(1)表现:有的产妇产后不久,乳汁便不断地向外流,通常人们称之为“漏奶”。乳汁随着不断产生而外流,不但婴儿吃不到足够的母乳,还给母亲带来了极大的烦恼,整天穿不上干净的衣服,也容易感冒。

(2)处理:产后乳汁外流的母亲,应勤换衣服,保持清洁。冬天可以用 2～3 层厚毛巾包起乳房,或 2 层毛巾之间再均匀地撒一些煅牡蛎粉,加强吸湿作用。

也可以用食疗的方法(见第五章月子期饮食调养),调治乳汁外溢的现象。

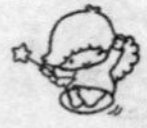

6. 婴儿拒绝吃奶　有时会遇到这样的问题,因为婴儿拒绝吃奶而导致断奶,其实这个问题是完全可以解决好的。母亲应该坚持自己照料宝宝,认真的寻找原因,耐心的让宝宝接受母乳喂养。

(1)一般原因:①当母亲一抱起宝宝喂奶时,他便哭闹和抗拒,这可能是压痛了分娩时的挫伤处,应该换一种抱婴姿势,避免挤压宝宝疼痛的地方。②患了鹅口疮,口腔疼痛,应该在口腔里涂一些龙胆紫药水和制霉菌素,每日3次,很快就会治愈。③鼻塞,要设法疏通鼻道,并在数日内要勤喂,每次喂奶时间可以短一点。④舌系带过短,即"短舌头",因为舌头伸不出,够不着乳晕,吃不到奶,应到医院把舌系带剪断,舌头能伸出来,宝宝就可以正常吃奶了。

(2)生病:有时宝宝含着乳头,但不吸吮和吞咽,或吸吮的力气很弱,精神很差,可能是宝宝生病了,需要到医院进行特殊治疗;或者是体重太轻,吸吮困难,那就可以将奶挤出来,放在杯子里喂,直到宝宝的吸吮能力增强了,自己能吃奶了为止。

(3)奶水过多:有时是宝宝刚吃奶一分钟就放开乳房呛咳、哭闹,也可能在一次喂奶中发生几次这样的现象。这是因为乳汁出的太多太快,母亲应该改变宝宝的含接姿势,每次只吃一侧乳房。喂奶前将乳汁挤出一些,采取侧卧位喂奶或用手握持乳房以减慢乳汁的流速。

(4)其他原因:还有的宝宝因为特殊原因而与母亲暂时分开一段时间后;或因搬家环境改变,亲戚来访,保姆变更;或母体气味的改变,如吃了不同的食物,用了不同的香皂;或先用奶瓶喂过奶等都会发生宝宝拒奶的现象。遇到这些情况时，母亲只要坚持用尽量多的时间和宝宝亲近，不论何时宝宝想吃就可以喂奶，喂奶时将宝宝抱舒服，先挤出一滴奶喂到宝宝的嘴里，避免用奶瓶、奶嘴，宝宝一定会很好地吃奶的。

7. 产后回奶 产后不久，由于某种特殊原因不得不断奶时，应该采取急断法，这属于非生理性断奶。

(1)乳汁未大量分泌前：可以给倍美力 3.125 毫克，1 日 3 次口服，连服 5 天。或维生素 B_6 200 毫克，1 日 3 次，连服 3～5 天。或炒麦芽 100 毫克，水煎服，1 日 1 剂，连服 3 天。或丙酸睾丸酮 100 毫克，肌内注射，连用 3 天。

(2)乳汁已经很充足：急速断奶的开始乳房会胀，可以把奶先挤出来，再用泌乳抑制剂使乳汁分泌受到抑制。乳房胀痛，可将芒硝 250 克，捣碎，用布包好，外敷双乳，1 日换 1 次，连用 3 天。乳汁瘀积成块的，可以用冰袋冷敷，既止痛又消硬。

8. 母乳不足 一般来说，几乎每个母亲都可以分泌足够的乳汁，满足婴儿的需要，而且乳量还会随着婴儿的长大而增加。但是在某些情况下会影响乳汁的分泌，造成母乳不足。比如母亲精神紧张，情绪低落，焦虑不安；身体虚弱，过度疲劳；营养不合理；乳腺发育不良或受限，乳腺管阻塞等。

怎么才能使母乳充足呢？

(1)母亲应该信心十足、精神愉快、情绪稳定、避免生气。

(2)要有充分的睡眠和休息，不能过度疲劳。

(3)不要戴过紧的胸罩，以避免影响乳腺的发育。不要

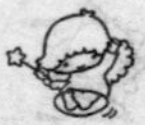

穿戴人造纤维做的内衣和胸罩，以避免纤维粒子进入乳头阻塞乳腺管。

(4)产后早喂奶、勤喂奶，白天、夜间都要按需哺乳。

(5)掌握正确的喂奶姿势，喂奶是一件愉快的事，喂奶时要让母亲感到舒适，宝宝感到满足。

(6)宝宝每次吃奶一定要吸空一侧乳房再吸另一侧，乳房有余奶要挤出来。

(7)合理补充营养。产妇要负担自己和宝宝的营养供应。乳汁分泌的多少与产妇的饮食有相当密切的关系，所以合理地补充营养非常重要。产妇应该根据自己的口味和习惯制定食谱，做到荤素搭配、粗细夹杂、少吃多餐、花样多变、新鲜可口、容易消化，保证营养丰富、全面均衡。比如鸡蛋、鸡肉、瘦肉、鱼、虾、猪肝、动物血、牛奶、豆制品等含有较丰富的蛋白质、部分无机盐和维生素；稀饭、馒头、饺子、包子、馄饨、米饭、面条等各种面食中含有较多的糖类和部分纤维素；各种各样的蔬菜、水果中含有多种维生素和纤维素，可以在资源和经济条件许可的情况下任意挑选。无论是煮、烧、炖，只要易于消化吸收即可，但要注意避免烹调过程中营养物质的破坏。

(8)因为乳汁中含有88%的水分，所以除了喝水外，还要多喝鸡汤、鱼汤、排骨汤及各种粥，每天不少于3 000毫升，既补充了营养，又满足了对水分的需要。

(9)可以采用食疗方法(见产后缺乳药膳)促进乳汁分泌。

(10)针灸或服用催奶药。

五、新生儿喂养的几种方法

1. 纯母乳喂养　完全用母乳喂养直至4～6个月，不必添加任何代乳品和水。

2. 混合喂养　当母乳不足，或有特殊情况时，可以添加牛奶或其他代乳品，将缺少的部分补足，称为混合喂养。所要添加的品种和数量的多少，应该根据具体情况进行选择和调整。添加牛奶或代乳品前应先喂母乳，不然的话，吃了半饱再去吸乳头，又很费力气，宝宝就不愿意了。

另外要注意，因为新生儿消化道的淀粉酶含量较少，所以不适宜添加米汤、米糊糊等淀粉类食物，以免导致消化不良。

3. 人工喂养　因为缺乏母乳或因病及特殊情况不能进行母乳喂养时，不得已而采取的一种喂养方式，称为人工喂养。

(1)替代母乳的食物选择

①鲜奶。新鲜的牛奶成分与母乳比较接近，但是动物奶中蛋白质含量高，并且以酪蛋白为主，进入胃中会形成不易消化的凝乳块；牛奶中缺乏脂肪酶，对脂肪的吸收、利用不完全；牛奶中乳糖及维生素 A、维生素 C 含量也少；牛奶中的铁也只有 10%可以被吸收。所以用牛奶喂养时要煮沸后再喂，并加入 5%～10%的糖。比如 500 毫升奶中加 25 克的糖，这样既达到消毒的目的，又利于消化、吸收，宝宝也可以得到足够的热能。此外，还要注意补充适量的铁剂及维生素。

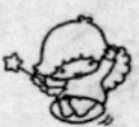

②配方奶。配方奶是在牛奶的基础上经过加工,加入了婴儿所需要的各种维生素及各种元素,如钙、铁等,使其达到或者接近于母乳的成分,而且不同的年龄有不同的配方。

目前市场上有各种各样的配方奶粉,可以根据婴儿的月龄、体重,以及家庭生活条件和经济状况自行选择。配方奶应用方便,取适量奶粉,用水稀释即可食用,不必煮沸,比鲜奶更适宜婴儿的生长发育。

③米粉。米粉含糖多而蛋白质、脂肪少,不能单独长期喂养,只能做辅食添加,否则会引起婴儿营养不良。

(2)人工喂养的注意事项

①鲜奶煮沸后冷却5~8分钟再倒入奶瓶,每次喂奶前要试试奶的温度,滴几滴于手背上以不烫为宜,过热过凉都不合适。

②有的母亲为了方便,把牛奶煮好装入保温瓶内随吃随取,这样是不可以的。因为牛奶存放时间长了对人体不利,会因细菌的繁殖使牛奶变质,婴儿吃了后容易引起消化不良或中毒。

③奶嘴上孔的大小可按婴儿的胎龄、吸吮的强弱来决定,过小吸吮时太费力、易疲劳,不容易吃饱;过大又容易呛奶。一般用烧红的大头针在奶嘴上扎1~2个孔,将奶瓶倒放,倾斜45度,奶汁一滴一滴往外流即可,如滴的太慢或流成一条线都不合适。喂奶时要将奶瓶倾斜,让奶充满奶嘴,以免婴儿吸入空气而吐奶。

④喂奶前要洗净双手,擦干奶瓶、奶嘴及其他用具,每次喂奶后要立即刷洗干净,煮沸消毒。一般水烧开后奶瓶

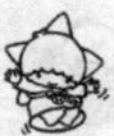

煮15分钟,奶嘴煮3~5分钟,下次喂奶时奶嘴再用开水泡3~5分钟。

⑤要选择检验合格的塑料奶瓶,无毒、无味,又不易破碎,有彩色图案更会引起婴儿的兴趣。

⑥喂配方奶要认真阅读奶粉上的说明,注意生产日期,并且按照说明进行调配。

⑦奶量按出生后天数及体重计算。第一天,30~60毫升/千克体重,第二天,60~90毫升/千克体重,第三天,90~120毫升/千克体重;以后每天增加10毫升/千克体重;出生19天后一般按体重的1/5计算,可根据具体情况适当加减。牛奶和水按1~2:1的比例稀释,适应后再增加至2~3:1的比例进行调配。喂奶次数,出生后第一周,每天7~8次;第二周每天7次;第三周每天6次;1~2个月,每天5~6次。

⑧人工喂养时,也要提倡婴儿吸吮母体乳头。因为人工喂养儿食乳时不能充分和母体接触,时间久了就会淡化母子感情,使日后婴儿性格的培养受到影响。新生儿出生后就有强烈的吸食母乳的欲望和吸乳的能力,这是生存的本能。人工喂养却剥夺了这一本能,违背了婴儿身体的生理规律,无意中造成了生理上的空虚。吸吮母体乳头,就会使婴儿心理上得到安慰,情绪安定,有利于精神、神经的发育,促进身心健康。同时,吸吮母体乳头,还有利于婴儿食乳能力的增强和牙齿的生长。因为橡胶奶嘴的软硬度和口感与母体乳头截然不同,橡胶乳头软,婴儿吸吮轻松,口感差,不利于婴儿食奶能力的增强。母体乳头则恰到好处,符合婴儿吸吮,可刺激婴儿吸吮能力的增强,并能起到摩擦牙

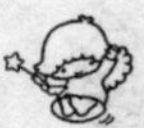

龈的作用，促使上下牙齿较早出现。对于母亲无乳或少乳者经过婴儿长期的吸吮乳头，可以刺激母体催乳素的分泌，使母乳从无到有，从少到多，进而达到混合喂养和完全纯母乳喂养。

(3)人工喂养的缺点

①替代母乳的食品在配制和储存过程中可能被污染，导致肠道感染。

②牛奶会引起变态反应，如湿疹、腹泻等。

③乳量不易掌握，太多会消化不良，太少则营养不良。

④价格昂贵，也不如母乳方便。

六、宝宝吃饱的表现

宝宝是否吃饱了，应从以下几点进行观察：

1. 宝宝吃奶时的吞咽声 当宝宝吃奶时可以听到“咕咚”、“咕咚”的吞咽声，一般来说，吸吮 10 ~ 15 分钟就会放开乳头，感到很满足并安详地睡了。如果吸的多，咽的少，吸了 20 分钟仍然叼着乳头不放，或者吸一阵后突然吐出乳头哭闹不安，可能是宝宝没吃饱。

2. 妈妈的感觉 每次喂奶前妈妈感到乳房胀满，喂奶时有下乳的感觉，喂奶后乳房变的柔软。

3. 宝宝的反应 当宝宝吃饱后，除排便、排尿外一般是不会哭闹的。遵循一个自然规律，即吃奶—睡眠—排便排尿—吃奶，2.5 ~ 3 小时为一个周期。如果没有吃饱，不到时间就会又哭又闹，边哭边左右寻觅，用手指轻轻碰一下嘴唇或腮边，仍然有很急切的寻觅反射动作。

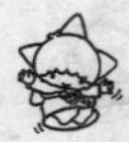

4. 宝宝大便情况 宝宝吃饱后大便呈金黄色、糊状，一日 2～3 次，排尿至少在 6 次以上。如果没吃饱，由于肠蠕动增强，可以听到"咕噜"、"咕噜"的肠鸣音，排便次数增多，稀便、呈绿色，排尿次数也减少。

5. 宝宝体重增长情况 宝宝吃饱后体重天天都会增长，平均每天增长 18～30 克。如果吃不饱，体重增长很缓慢，有的出生后 2 周仍然没有恢复到出生时的体重。

如果宝宝吃不饱要找找原因，是乳汁分泌不足，还是喂奶的方法不对，宝宝有没有什么情况不能很好地吸吮。喂牛奶或奶粉时，是否加水太多，奶汁太稀，或者是奶量不足。要找出原因对症处理，保证让宝宝吃到足够的乳量。

七、不宜哺乳的产妇

1. 产妇有心脏疾患 心功能较差（Ⅲ、Ⅳ级）的产妇，因为产后心血管发生了很大变化，血液重新分配，乳房和内脏血液增多，心排血量增加，加重了心脏的负担，产妇往往难以适应，容易发生心力衰竭，故一般不宜喂奶。如果孕期及产后心功能均较好，可以喂奶。

2. 产妇有肾脏疾患 严重肾功能不全的产妇应忌母乳喂养，因为哺乳会加重肾脏负担。肾移植术后的母亲往往体质较差，即使肾功能正常，因长期服用免疫抑制剂可以通过乳汁影响婴儿健康，故不可以喂奶。

3. 产妇有高血压病 高血压伴心、脑、肝、肾等重要脏器功能损害者，抗高血压的药物会进入乳汁对婴儿产生不良影响，同时利尿药物会减少甚至抑制乳汁的分泌。

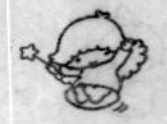

4. 产妇有糖尿病 糖尿病伴严重脏器功能损害者，伴尿酮症者，如酮体进入乳汁会使婴儿肝大，故不宜喂奶。但妊娠期患糖尿病完全可以喂奶，哺乳有抗糖尿病的作用，哺乳母亲的血糖会自然降低而无需增加胰岛素的用量。

5. 产妇有传染病 各种传染病的急性期，如各类肝炎的传染期、肺结核的传染期，不宜喂奶，以减少母体的消耗及新生儿的感染。

6. 产妇有精神疾患 需要药物治疗的严重的精神病及产后抑郁症的母亲，不宜母乳喂养。

7. 产妇有癫痫 产后仍有癫痫发作的母亲，一方面抗癫痫药物对婴儿有不利影响；另一方面癫痫发作时婴儿会受到威胁。

8. 产妇有遗传性代谢性疾病 患有遗传性代谢性疾病的母亲，如患苯丙酮尿症母亲的血液中含有较多的苯丙酮酸，可以进入乳汁，婴儿吃了这种奶后苯丙酮酸就存在于体内，抑制了大脑的发育而导致智力低下，使原本已带有这种基因的婴儿更是雪上加霜，变得更加愚笨，因此不要喂奶。

9. 产妇产时或产后有严重并发症 产时或产后有严重并发症，如出血过多身体虚弱，产后高热及严重的产褥感染等，可以暂时不喂，待身体好转后即可喂奶。

10. 产妇有甲状腺功能亢进 甲状腺功能亢进的母亲，如产后仍然需要继续服用抗甲状腺的药物，应该根据病情及服药种类、剂量，在医生指导下决定是否母乳喂养。

11. 产妇有性病 患性病的母亲，如淋病在产前未治愈，产后即使乳汁中无淋病双球菌，但通过密切接触也可以传染，所以暂时不宜母乳喂养，待治愈后再喂母乳。尚未治愈而又确实需要喂奶时，要注意严密消毒，特别要注意保护婴儿的眼睛和外阴部。

梅毒可以通过胎盘及乳汁进行传播，不可哺乳，必须经过正规治疗后才可以哺乳。

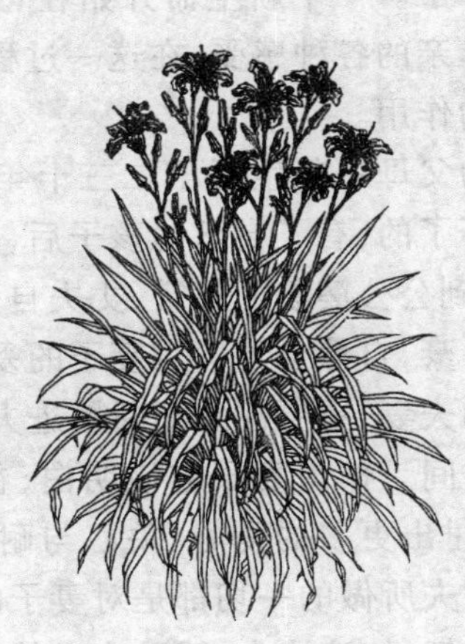

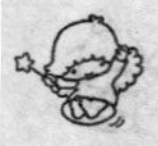

第九章　做智慧型母亲

一、妻子应体谅丈夫的辛苦

从精子和卵子结合的那一刻开始，夫妻便正式成为一个小生命的父母了。一个新生命开始在母亲体内孕育，女性开始体验做母亲的各种感受，在这一过程中，丈夫的关怀起到至关重要的作用。

丈夫跟他的父母一起生活了二三十年，血浓于水的亲情是谁都改变不了的，有了自己的孩子后，作为妻子更要尊重公公婆婆，受到公公婆婆的称赞，丈夫自然会为娶了一个好妻子而感到自豪，自然会加深对妻子的爱。

有了孩子的夫妻，更要注意不断增进夫妻感情，多给对方一点宽松的空间。作为妻子应该明白，在孕育生命的过程中，丈夫需要付出更多的爱心、关心与耐心，并承担较多的家务劳动。丈夫所做的一切都是对妻子的爱和关怀。这时妻子要多多理解、体谅丈夫，感受丈夫的关怀。

1. 丈夫要比平时更体贴爱护妻子　丈夫会时刻想到妻子体内还有一个小生命在孕育中，对妻子的妊娠反应、各种原因造成的心情不佳或身体不适，要及时开导、安慰。丈夫有时间会陪妻子外出散散步、看看花草、听听音乐等。帮助妻子树立克服生理和心理上不适的信心，以保证妻子在整个孕期及哺乳婴儿的过程中精神愉快。

2. 丈夫要比平时多承担家务劳动 为了不让妻子干重活，保证妻子有充分的睡眠和休息时间，丈夫要承担起大量的家务。妻子孕期营养不好，会使胎儿宫内发育迟缓，出生后体质差，容易患病，还可能会影响以后的智力发育；产后营养跟不上，会影响母体康复和新生儿的母乳喂养，丈夫要尽力为妻子做好饮食调养。

3. 丈夫还要看一些孕产、育儿的书籍 通过学习了解妻子怀孕、分娩的过程。要主动督促妻子按时去医院接受检查。这样在妻子出现异常时，能予以辨别并能采取相应的措施。与妻子共同阅读一些有关产后护理以及新生儿喂养、护理等书籍，为科学育儿做好准备。

4. 近预产期，丈夫要帮助妻子做好产前准备 布置好清洁、卫生、舒适的房间，使妻子产后和孩子生活在一个清洁、安全、舒适的环境里。要将家中的被褥、床单、枕巾、枕头拆洗干净，并在阳光下晾晒好备用。充分准备好日常用品、生活用品及营养品等。在婴儿床周围布置一些颜色鲜艳的图片和玩具，可以刺激婴儿大脑的发育。

5. 丈夫要了解产后妻子的心理变化 丈夫在第一眼看见孩子，第一次听到孩子的哭声时，是十分欣喜和激动的，丈夫会记住妻子经历十月怀胎的艰辛，除了对孩子的疼爱，更能加深对妻子的感激和关爱。妻子分娩以后，由于身体需要一个恢复过程，因此产后初期，丈夫要多承担护理与照顾孩子的义务，使妻子的体力得以恢复。另外，由于妻子从被丈夫所宠的娇妻成为宠爱孩子的母亲，加上最初对扶养孩子没有经验，有时思想负担过重，甚至会变得忧虑、不

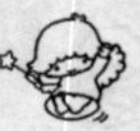

安或急躁，这时丈夫要给妻子以感情上的关怀、精神上的安慰和家务上的帮助，使妻子尽快适应做母亲的现实生活。

6. 丈夫要为做一个现代的好爸爸而努力

(1)尽快学会抱孩子和换洗尿布：孩子出生后，有好多事情需要爸爸主动去做，很多爸爸总害怕伤到稚嫩的孩子，其实大可不必不敢抱、不敢碰自己的孩子，抱1～3个月的小宝宝的关键是要托住他的头颈部，知道要领，就不需再担心。要尽快学会换尿布，帮助孩子打嗝、换衣服等。

(2)倍加关爱妻子：其实对孩子最好的照顾就是爱孩子的妈妈，给孩子最好的礼物就是构建一个稳固幸福的家，这是给妻子和自己最好的奖励。

(3)丈夫应与妻子通力合作坐好月子：夫妻要共同承担育儿的重任，尽最大的努力给妻子和孩子最好的照顾，履行自己应尽的责任和义务，感受为人夫、为人父的快乐。

丈夫在尽职尽责的时候，作为妻子要时时给予表扬和鼓励，并真诚表示感谢，切不可认为丈夫所做的一切都是应该的。有了孩子后，妻子的体贴和鼓励，会使丈夫越做越好，会使丈夫在辛勤付出后，不觉得累，这才堪称智慧型妻子。

二、坐月子考验家庭关系

不知道自己母亲那辈人是怎样坐月子的，起码没有今天这么娇贵，生产后没有那么多人来伺候，很多事情她们都要自己动手去做，包括做饭、洗衣服。在今天科学和生活水平都提高的情况下，坐月子吃、喝、住、穿各个方面都有讲究，但真正做好月子并不局限于此，做好月子与情感以及家庭关系也是密不可分的。

坐月子可以坐得婆媳关系恶劣；坐月子也可以坐得夫妻感情不和。对于女人来说，常把生孩子看成是闯过一个“鬼门关”，产后坐月子女人常常很敏感，会把很多小事看得很重。其实，坐月子更可以加深亲人间的了解，使婆媳、夫妻关系比原来更好，关键时刻见真情。所以，产妇坐月子期间，调节好心态十分重要。

有些婆婆在农村或外地，存在城乡差异、地域习俗差异，婆媳在一起相处，往往都有各自的难处，作媳妇的要多体谅老人。

现在男女平等，重男轻女的现象越来越少，个别情况下婆婆有重男轻女的表现，或者有些情绪，要尽量多理解，多沟通，随着孩子一天天长大，隔代人的爱会与日俱增。

由于饮食习惯不同，老人做的饭菜未必可口，但要耐心婉转地表达自己的意思，切不可让老人感觉不舒服。还是那句老话，老人家出自一片爱心，就算不喜欢吃，也应该看在爱心的份儿上，不要让老人感觉心里不舒服。

婆媳之间的许多矛盾是由于在怀孕、坐月子时没有协调好产生的。因此，产妇要努力调整心态，尽量以平和的心情对待婆媳关系，本着有问题解决问题的原则，尽量做到心情愉快，与家人和睦相处。

不要认为自己生了孩子就是最重要的，而对所有人、所有事都要求很苛刻，其实这样只会让自己感到难受，试想有哪一个人会做得十全十美？

要学会调动周围人的积极性，把你需要帮忙的事情告

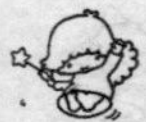

诉家里人或朋友，例如为孩子冲奶、帮孩子洗澡等，这些都在家人力所能及的范围内，可以减轻产妇在月子期间的负担。

中国有句俗话说得好，“不养儿不知父母恩”。为人父母后才懂得父母当初养育自己确实不容易，自己没有权力要求老人一定要为养育第三代人鞠躬尽瘁，所以要树立一切靠自己的信念，老人家愿意来帮忙，作为子女要深怀感激之心，切切不要以为自己在为婆家生儿育女，传宗接代，更不要以为老人所做的一切都是应该的，要明白终究有一天自己也会老的，也会有第三代。有了这样的想法，在处理家庭关系时就会轻松许多。

不要对婆婆抱有过高的期望。虽然还是有不少婆婆愿意伺候媳妇坐月子，但生孩子始终是两个人的事情，与上一代的老人家没有多大关系。所以，如果婆婆愿意帮助你，是福气，不愿意帮忙，也很正常，尽量不要把不愉快的情绪带到月子期间。

一旦和婆婆之间发生了不愉快的事情，不要较真，非得搞清谁是谁非，要适可而止，找个台阶下，给婆婆留有余地。自己错了，在合适时候，要知道道歉。

还有就是，在月子期间，产妇要适当控制自己的不良情绪，也许两代人会因为观点不同而发生摩擦，解决的方法最好就是心平气和地商量着来，用不着动辄就大发脾气，不是原则问题，大不了就听老人家的。

月子期间婆媳关系处好了，对夫妻感情、家庭关系都大有裨益，切切不可忽视。

三、感受亲情，愉快体验坐月子

呱呱落地的新生命，带来了创造生命的喜悦，坐月子这个特殊的时期把很多人聚在一起，身边的很多人会给产妇真诚的关怀和照顾，大多数女性体验坐月子，一生中也仅此一次。这一个月不需要工作，通常也不需要做家务，可以充分感受亲情，愉快体验，万万要珍惜。

真诚感谢前来探望和祝贺的亲朋好友，这是增进亲情和友情的好机会，不要漠视，如果疲惫，少交谈一会儿。

照顾自己的人，无论是母亲、婆婆、丈夫，还是月嫂、保姆，都要给予起码的尊重，尤其对于月嫂和保姆，更不能忽视她们的情感，做得好，要及时给予表扬和肯定，做得不得当，要坦诚说出自己的想法。你给予她应有的尊重和平等的爱，她才会心情愉快地照顾你和孩子。

月子期间每个人对产妇都是很宽容的，知道这一点，产妇本人更要宽以待人，心存感激。在感受亲子之情时，更要感受自己的父母、丈夫、公公婆婆以及双方家里人给予自己的那份亲情。

爱可以传染，当自己付出爱的时候，也会得到更多的爱，一个充满爱心的女性，要爱自己的家庭，爱长辈、同辈和下一代，要时刻注意保持自己的个性魅力，在家庭中富有亲和力，使老人、同龄人、孩子都喜欢你，愿意跟你在一起。

在一个其乐融融的家庭里，被爱和亲情所包围，每个人都会感到愉快。月子过后有许多东西值得回味，其中亲情最珍贵。

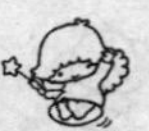

四、别迷失自己,别忽视身边的人

家庭是孩子的第一所学校,母亲是孩子的第一任老师。家庭教育的作用是托儿所、幼儿园、学校和社会教育所无法替代的。潜移默化是家庭教育的最大特点,要教育孩子,首先自己要做出好表率。

很难想象,一个迷失自我的母亲,能教育出一个智慧、开拓、德智体美全面发展的孩子。相反,一个有知识、讲文明、懂教育、有修养的母亲,其言传身教,润物细无声地影响着孩子的终身。有一句话说得好,伟大的人常常是母亲教育出来的,每个母亲细细体味这句话,会发现,在教育孩子这件事上,母亲是何等重要!

作为母亲,积极调整好自己的心态,正确处理好个人、家庭与社会的关系,不断充实自己,和孩子共同成长,在家里做一个合格的女主人,在社会上,做好本职工作,不断进步,一定会使自己越来越出色。

每个人都希望自己的家庭是幸福的,幸福的家庭使人心情舒畅,使人蓬勃向上,会给孩子一个愉快的童年。要知道,在维系幸福的家庭方面,任何时候妻子都不能轻视自己的作用,千万不要把责任都推到对方身上。

有这样一个小故事,读后会引发产妇的思考。说的是,有位在中国工作的外国产妇临产了,她和一位中国产妇住在同一个病房。她们的孩子在同一天降生了。在丈夫来探视前,外国产妇立刻起来梳洗打扮,穿戴整齐,看上去显得依然整洁漂亮,丈夫见了,欣喜之情溢于言表,他为妻子的健康和对自己的情感而自豪。相反，中国产妇却头发蓬乱，显得疲惫不堪，一扫往日的风采与热情，而且好像自己是有功之臣，丈夫得包容她的一切。可以想象，相比之下，中国丈夫会有何感受。

有人说，我可管不了那么多，他爱怎么想就怎么想，正因为如此，日积月累，经常忽视丈夫的想法和感受，自己的魅力自然会与日俱减。

作为新妈妈梳洗整洁，穿戴得体，乐观自信地出现在他人面前时，会让人感到您是一个现代、理性、智慧的母亲。

有了孩子，冷了丈夫，是不少中国妇女不知不觉中犯下的通病。究其原因，有的是把大部分感情转移到了孩子身上；有的是片面地认为有了孩子，其他事情就不重要了；有的则因为忙于照顾孩子而忽视了丈夫的感情，这些对家庭生活十分不利。

妻子以为有了孩子这个爱情的结晶，自己的家庭就万无一失了。其实，维系婚姻的基础第一位的永远是感情，其次才是孩子。育后妇女千万不要把孩子当成冷落丈夫的挡箭牌。感情之树只有不断精心培植才会根深叶茂、常青不败。

有了孩子，更要加强夫妻间的交流与理解。要善于发动丈夫一起做家务，一起照顾孩子。还要留出一点时间，夫妻共度属于自己的美好时光。

为人母之后，谨记别迷失自己，别忽视身边的人，方能保持女性的个性魅力。